W0253530

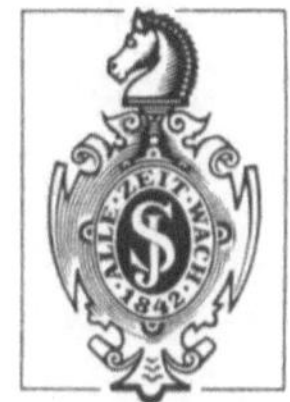
ALLE ZEIT WACH
1842

Dirk F. Knöbber

Der tracheotomierte Patient

Mit 18 Abbildungen

Springer-Verlag
Berlin Heidelberg New York
London Paris Tokyo
Hong Kong Barcelona
Budapest

Dr. med. Dr. rer. nat. Dirk Ferdinand Knöbber

Arzt für HNO-Heilkunde
Stimm- und Sprachstörungen
Oberarzt der HNO-Klinik
Universitätsklinikum Rudolf Virchow
Standort Charlottenburg
Spandauer Damm 130
1000 Berlin 19

CIP-Titelaufnahme der Deutschen Bibliothek
Knöbber, Dirk F.: Der tracheotomierte Patient /
Dirk Ferdinand Knöbber. – Berlin, Heidelberg, New York,
London, Paris, Tokyo, Hong Kong, Barcelona, Budapest: Springer 1991
ISBN-13: 978-3-540-53549-2 e-ISBN-13: 978-3-642-76337-3
DOI: 10.1007/978-3-642-76337-3

Satz: K+V Fotosatz GmbH, Beerfelden
Bindearbeiten: Lüderitz & Bauer, Berlin
25/3020-543210 – Gedruckt auf säurefreiem Papier

Meiner Frau und meinen Kindern gewidmet

Vorwort

Die Tracheotomie fand in der Geschichte der Medizin zu allen Zeiten glühende Verfechter sowie ebensolche Gegner. Der Wert der Tracheotomie ist nicht mehr umstritten, sie tritt aber gegenüber der Intubation heute deutlich in den Hintergrund. Gegenstand der Diskussion stellt heute der Zeitpunkt dar, wann der operative Eingriff durchgeführt werden soll.

In der Indikation zur Tracheotomie hat sich in den letzten Jahrzehnten ein deutlicher Wandel vollzogen. Wurde die Tracheotomie lange Zeit zur Behebung von Luftnot bei entzündlichen Prozessen im Pharynx-/Hypopharynx-/Larynxbereich vorgenommen, wird heute dieser Eingriff vorwiegend prophylaktisch vor großen Operationen im Kopf-Hals-Gebiet sowie bei Patienten auf Intensivstationen ausgeführt. So stehen nicht nur HNO-Ärzte, sondern zunehmend auch Kollegen anderer Fachdisziplinen Kanülenpatienten gegenüber. Ebenso muß fachlich geschultes, wie fachfremdes Pflegepersonal Tracheotomierte auf Intensivstationen und regulären Stationen betreuen. Hier zeigen sich oft große Scheu und Unsicherheit im Umgang mit Kanülenpatienten, was auf ungenügenden theoretischen Kenntnissen und oft fehlender praktischer Erfahrung beruht.

In den einschlägigen Fachbüchern für Mediziner und Pflegepersonal kann die Tracheotomie nur kurz abgehandelt werden; die Medizin ist zu vielschichtig, als daß alle Teilbereiche ausführlich dargestellt werden können. So bleibt es den einzelnen Lehrstätten überlassen, wie eingehend die Pflege Tracheotomierter besprochen wird.

Sowohl im stationären als auch ambulanten/häuslichen Bereich finden sich mehr Kanülenpatienten, als im allgemeinen vermutet wird. So hat annährend jeder im medizinischen Bereich Tätige im Laufe seines Berufslebens mit Kanülenpatienten zu tun. Die Erfahrungen des Autors an den Universitäts-HNO-Kliniken Köln, Homburg/Saar und Berlin-Charlottenburg ließen das vorliegende Buch entstehen, das Ärzten und den im Pflegeberuf Tätigen (Schwestern, Pflegern, Sozialstationen o. a.) als Anleitung und Ratgeber im Umgang mit Kanülenpatienten dienen soll.

Das Buch ist aus der Praxis heraus entstanden, auch Erfahrungen und wertvolle Hinweise von Pflegepersonal und tracheotomierten Patienten sind in den Text eingeflossen.

So gilt mein Dank allen, die durch wichtige praktische Hinweise zu diesem Buch beigetragen haben. Auch Herrn Karsten Kloth, wissenschaftlicher Mitarbeiter im Fachbereich Rechtswissenschaft der FU Berlin, Arbeitsbereich deutsches und internationales Arzthaftungsrecht, möchte ich für die freundliche juristische Beratung (Kap. 5.2) danken. Schließlich gilt mein besonderer Dank dem Springer-Verlag für die freundliche Aufnahme des Buches, Herrn Victor P. Oehm, MA, danke ich für die gute, unkomplizierte Kooperation. Alle, die die vorliegenden Empfehlungen und Tips in der Praxis anwenden, sind aufgefordert, ihre Beobachtungen und Erfahrungen dem Autor/Verlag mitzuteilen, so daß sich das Buch auch weiterhin an der Praxis orientiert. Der tracheotomierte Patient möge davon profitieren.

Berlin, im Frühjahr 1991 Dirk F. Knöbber

Inhaltsverzeichnis

1 Geschichtliches zur Tracheotomie 1

2 Tracheotomie – Tracheostomie – Koniotomie 5

2.1 Indikationen zur Tracheotomie 6
2.2 Operatives Vorgehen 9
2.3 Vor- und Nachteile der Tracheotomie/Tracheostomie ... 11
2.4 Intra- und postoperative Komplikationen 13
2.5 Besonderheiten bei Kindern 15

3 Das Tracheostoma 17

3.1 Tracheostoma bei erhaltenem Kehlkopf 17
3.1.1 Tracheostoma kurzfristig (temporär) 17
3.1.2 Tracheostoma langfristig (Dauerkanülenträger) 18
3.2 Dekanülement und Tracheostomaverschluß 19
3.3 Tracheostoma bei Kehlkopflosen 22

4 Kanülen und Platzhalter 25

4.1 Silberkanülen 26
4.2 Plastikkanülen 31
4.3 Sprechkanülen 35
4.4 Rügheimer-Kanülen 38
4.5 Platzhalter – Sinn und Funktion 39
4.5.1 Platzhalter nach Montgomery (T-Rohr) 40
4.5.2 Platzhalter anderer Art 41

5 Der Kanülenwechsel 43

5.1 Durchführung und praktische Hinweise 43
5.2 Juristische Aspekte zum Kanülenwechsel 51

6 Die Pflege des Tracheostomas 53
6.1 Stationärer Patient 53
6.1.1 Patienten auf Intensivstationen 54
6.1.2 Patienten auf regulären Stationen 58
6.2 Ambulanter Patient 63
6.3 Das infizierte Tracheostoma 65

7 Tracheotomierte im häuslichen Bereich 71
7.1 Apparative Ausstattung 73
7.2 Versorgung durch den Patienten selbst 75
7.3 Versorgung durch Angehörige 76
7.4 Versorgung durch Gemeindeschwester/Sozialstation 77
7.5 Versorgung durch betreuenden Arzt 79

8 Administrative und soziale Hilfen für Kanülenträger (Krankenkasse, Behörden, karitative Organisationen) 81

9 Luftnot bei Kanülenträgern 83
9.1 Ursachen der Luftnot 83
9.2 Sofortmaßnahmen 88

10 Literatur 91

11 Bildteil 93

1

Geschichtliches zur Tracheotomie

Die Tracheotomie zählt zu den ältesten chirurgischen Eingriffen am Menschen, wie aus alten indischen und ägyptischen Schriften hervorgeht.

Im Altertum war die Tracheotomie ebenfalls bekannt, wobei dem Arzt Asklepiades von Bythynien (124–36 v. Chr.) die Entwicklung der Operationstechnik der Luftröhreneröffnung zugeschrieben wird (Tabelle 1). Seitdem hat die Tracheotomie eine wechselvolle Geschichte erfahren und fand bereits im Altertum sowohl Ärzte, die den Eingriff befürworteten als auch solche, die die Tracheotomie strikt ablehnten.

Einen wichtigen Beitrag zur Verbreitung der Tracheotomie leistete der griechische Arzt Antyllus (2. Jahrhundert n. Chr.). Die von ihm beschriebene quere Eröffnung der Luftröhre war bis Mitte des 18. Jahrhunderts üblich. Im Mittelalter wurde die Tracheotomie in der Therapie von Halserkrankungen verlassen und galt sogar als verpönt, aus religiösen und ethisch-moralischen Gründen nicht durchführbar. Die Eröffnung der Luftröhre galt als Strafe für schwere Verbrechen („Jemandem die Kehle durchschneiden").

Erst Pietro d'Abano (1350–1416), Professor der Medizin in Padua, führte die Tracheotomie wieder in die Medizin ein, wobei die Operation von ihm am sitzenden Patienten bei überstrecktem Kopf durchgeführt wurde. Diese Lagerung des Patienten war bei der Tracheotomie bis in das 19. Jahrhundert hinein weit verbreitet. Die Einlage eines Röhrchens in die Trachea nach erfolgter Tracheotomie geht auf Andreas Vesalius (1514–1564) sowie Thomas Fienus (1567–1631) aus Antwerpen zurück. Vesalius, Medizinprofessor an der Universität Padua, führte die Tracheotomie am Tier durch und legte ein Schilf- oder Zuckerrohr zum Offenhalten der Trachea ein. Die Anatomen Hieronymus Fabricius ab Aquapendente (1537–1619) sowie Julius Casserius (1545–1616) trugen ebenfalls von Padua aus zur Verbreitung der Tracheotomie bei, ebenso der Ulmer Stadtarzt Johann Skultetus.

Tabelle 1. Geschichtliches zur Tracheotomie und Intubation

124–36 v. Chr.	Asklepiades von Bythynien	Erstmals Eröffnung der Trachea
2. Jhd. n. Chr.	Antyllus	Tracheotomie, quere Eröffnung der Trachea im 3.–4. Trachealsegment
1350–1416	Pietro d'Abano	Tracheotomie im Sitzen
1567–1631	Thomas Fienus	Einlegen eines Röhrchens in das Tracheostoma
1514–1564	Andreas Vesalius	Tracheotomie im Tierversuch
1537–1619	Hieronymus Fabricius ab Aquapendente	Hautschnitt in der Halsmitte, quere Eröffnung der Trachea, exakte Blutstillung
1545–1616	Julius Casserius	gebogenes Röhrchen (Kanüle) mit Haltefäden zum Befestigen am Hals
1683–1758	Lorenz Heister	Einführen des Begriffs „Tracheotomie"
1776	A.G. Richter	Vorstellen der heute üblichen Kanülen
1858	J.A.E. Bouchut	Erfolgreiche Intubation bei Diphtherie
1801–1867	Armand Trousseau	Erfolgreiche Tracheotomie bei Diphtherie
1869	Friedrich Trendelenburg	Erste Intubationsnarkose (über ein Tracheostoma) am Menschen
1878	W. Macewen	Erste orotracheale Intubation am Menschen
1893	v. Eisenmenger	Hartgummitubus mit Blockung
1900	F. Kuhn	Entwicklung der routinemäßigen peroralen Intubationsnarkose

Casserius war es, der in die Trachea ein gekrümmtes Röhrchen einführte und dieses durch seitliche Haltebänder am Hals des Patienten befestigte, so daß man schon von einer regelrechten Kanüle sprechen kann. Die heute üblichen Trachealkanülen wurden in ihrer Grundform bereits 1776 von Richter entwickelt und bekannt gemacht.

Während die Eröffnung der Luftröhre bis zum 18. Jahrhundert als „Laryngotomie" oder „Bronchotomie" bezeichnet wurde, nannte Lorenz Heister (1683–1758) den Eingriff „Tracheotomie". Dieser Begriff hat sich durchgesetzt und ist seitdem allgemein gebräuchlich. Heister war Professor für Anatomie, Botanik und später für Chirurgie, gilt als Begründer der wissenschaftlichen Chirurgie in Deutschland und verhalf der Tracheotomie zur Weiterverbreitung.

Gegen Ende des 18. Jahrhunderts kam die Tracheotomie bei der Behandlung der Diphtherie zu Ansehen, geriet aber Anfang des 19. Jahrhunderts durch die hohe Komplikationsrate (schwere bis tödliche Blutungen) wieder in Mißkredit. Durch die Entwicklung der Intubation stellte sich zudem eine Alternative zum operativen Eröffnen der Trachea dar, so daß die Tracheotomie wieder kontrovers diskutiert wurde. Ein vehementer Befürworter der Tracheotomie war der französische Arzt Trousseau (1801–1867), der 1837 über eine große Serie erfolgreicher Eingriffe bei Diphtherie berichtete und die Intubation ablehnte. Dennoch erfuhr die Intubation seit Mitte des 19. Jahrhunderts großen Aufschwung. Interessanterweise erfolgte die erste Intubationsnarkose am Menschen über eine Tracheotomiekanüle (1869 von Trendelenburg in Berlin).

Die Tracheotomie ist heute nicht zur Bedeutungslosigkeit abgesunken, sondern besitzt zahlreiche Indikationen, so daß Intubation und Tracheotomie nicht mehr konkurrierende, sondern einander ergänzende Maßnahmen sind.

2

Tracheotomie – Tracheostomie – Koniotomie

Die Tracheotomie hat auch nach Verbreitung der Intubation in den 60er Jahren unseres Jahrhunderts ihren festen Platz in der Behandlung von Patienten mit Luftnot. Dabei wurde bereits Mitte des 19. Jahrhunderts von dem französischen Arzt Bouchut die Intubation propagiert und bei Diphtherie erfolgreich eingesetzt. Die erste Intubationsnarkose an einem zu operierenden Patienten wurde 1869 von Trendelenburg in Berlin vorgenommen, und zwar über ein Tracheostoma. Während Tracheotomie und Intubation anfänglich in der Behandlung von Luftnot in Konkurrenz zueinander standen, hat sich die Intubation seit Ende des vorigen Jahrhunderts in den anästhesiologischen Bereich verlagert (Ersatz der Äthernarkose durch Intubationsnarkose). Hier waren es Macewen in Großbritannien (1878 erste orotracheale Intubation am Patienten), O'Dwyer (USA), Maydl (Tschechoslowakei), Eisenmenger (Österreich) und v. a. Kuhn in Deutschland, die die orotracheale (perorale) Intubation weiter entwickelten.

Heute stehen Tracheotomie und Intubation als einander ergänzende Verfahren zur Verfügung, wobei jede dieser Maßnahmen ihre Indikationen besitzt.

In wenigen Fällen akut auftretender Luftnot ist eine Intubation nicht möglich, so daß innerhalb von Sekunden die Atmung durch Eröffnung der Luftröhre sichergestellt werden muß. Hier kommt dann als Notfalltracheotomie die Koniotomie in Betracht (Schiratzki et al. 1984; Steinert u. Lüllwitz 1987). Es wird dabei das Ligamentum conicum durchtrennt, das sich zwischen Schildknorpel und Ringknorpel erstreckt. Die Durchtrennung gelingt im allgemeinen schnell und gefahrlos, da in diesem Bereich keine wesentlichen Blutgefäße und Nerven verlaufen, die verletzt werden könnten. Andererseits ist aber die Koniotomie umstritten wegen leichter Verletzbarkeit des Ringknorpels mit nachfolgender Trachealstenose im Cricoidbereich. Daher wird die Koniotomie von HNO-Ärzten nur im äußersten Notfall durchgeführt. Nach erfolgter Koniotomie ist eine anschließende Tracheotomie unter regulären Operationsbedingungen in jedem Fall erforderlich.

Ist die Eröffnung der Luftröhre für voraussichtlich länger als eine Woche erforderlich, wird die Anlage eines plastischen Tracheostomas empfohlen (Vorteile siehe Kapitel 2.3).

Einen regulären Längsschnitt in der Medianen durch die Kopf-Hals-Strukturen (Mundhöhle, Pharynx, Kehlkopf, Trachea) gibt Abb. 1 wieder.

2.1 Indikationen zur Tracheotomie

Während die Tracheotomie früher ausschließlich in der Therapie bedrohlicher Atemnot eingesetzt wurde, hat sich heute die Indikation zur Luftröhreneröffnung mehr zur vorbeugenden Maßnahme vor großen Operationen im Kopf-Hals-Bereich entwickelt (Tabelle 2). Vor allem bei Patienten mit bösartigen Tumoren des Kehlkopfes, des Schlundes (Zungengrund, Tonsillenregion), der Zunge und des Mundbodens wird häufig zu Beginn des geplanten großen operativen Eingriffs (Kehlkopfteilresektion, Mundboden-Zungen-Teilresektion, Oropharynx-Tumorresektion mit Unterkieferteilresektion o. a.) die Tracheotomie zunächst in Lokalanästhesie vorgenommen, der Patient anschließend über das Tracheostoma intubiert und narkotisiert. So entfällt die manchmal nicht unkomplizierte Umintubation, wenn der zu operierende Patient erst oro- oder nasotracheal intubiert und dann im Verlauf der Operation tracheotomiert würde (Abb. 2, 3). Eine weitere Indikation zur Tracheotomie stellt die Intubation selbst dar, und zwar die Langzeitintubation bei Intensivpatienten. Hier sind es v. a. internistische, neurologische und neurochirurgische Intensivstationen, die sich mit der Bitte, einen Patienten zu tracheotomieren, an den HNO-Arzt wenden. Ist absehbar, daß eine Langzeitbeatmung erforderlich wird (z. B. Intoxikation mit Dämpfung des Atemzentrums, Schädel-Hirn-Trauma, intrazerebrale Massenblutung, organische Hirnerkrankung, Tetanusinfektion), kann nach erfolgter Tracheotomie einerseits eine bessere Bronchialtoilette erfolgen, andererseits der typischen Komplikation einer Langzeitintubation (Trachealstenose) vorgebeugt werden. Mit zunehmendem routinemäßigem Einsatz der Intubation im operativen Bereich korreliert auch die Zunahme der Trachealstenosen (malazische und narbige) seit Mitte der 60er Jahre (Rose 1982).

Tabelle 2. Indikationen zur Tracheotomie

Prophylaktische Maßnahme vor großen Tumoroperationen
Kehlkopfteilentfernung
Zungengrundresektion
Oropharynxtumorentfernung mit/ohne Unterkieferteilresektion
Zungen-Mundbodentumor-Entfernung

Intensivpatienten
Vermeidung einer Trachealstenose durch Langzeitintubation,
besser durchführbare Bronchialtoilette
Sinusitis maxillaris/ethmoidalis bei nasotrachealer Intubation
Otitis media acuta/Mastoiditis bei tubusbedingter Verlegung der Tuba Eustachii

Luftnot
kongenitale Mißbildungen mit Obstruktion der oberen Luftwege (Choanalatresie, Segelbildung und Synechien im Glottisbereich, Laryngozele)
Gesichtsverletzungen mit Behinderung der nasopharyngealen Passage
Entzündungen und Ödeme von Larynx und Trachea (Epiglottitis, Quincke-Ödem)
Stenosierende Tumoren von Larynx und Trachea (Malignome, Papillomatose)
Stenosierende Prozesse im Zungengrund, Oro- und Hypopharynx (Malignome, Häm-/Lymphangiome, Ödeme)
Trachealstenose nach Langzeitintubation
Recurrensparese bds.
schweres Kehlkopftrauma
hohe Querschnittslähmung
Myasthenia gravis
Diphtherie
Ateminsuffizienz durch:
- Hirntumoren
- neurologische Erkrankungen
- Vergiftungen (Schlafmittel, CO)
- Schädel-Hirn-Trauma
- Thoraxtrauma (Sternum-, Rippenserienfraktur)

Tetanus
Poliomyelitis

Besondere Indikationen
Mehrfache Tonsillennachblutung (Tracheotomie und Pharynxtamponade)
Austherapierte stenosierende Rezidivtumoren im Oro-, Hypopharynx- und Larynxbereich
Schwellungen unter Bestrahlung eines Malignoms des oberen Aerodigestivtrakts

Zu erklären ist die Entwicklung einer Stenose durch Schleimhautischämie bei Mikrozirkulationsstörung, verursacht durch einen zu großen Tubus, zu lange liegenden Cuff und/oder zu großen Cuffdruck des Intubationstubus. Begünstigend wirken sich hypotensive Phasen, lokale Infektionen der Trachealschleimhaut, Schockzustand (sog. Schocktrachea) und ein schlechter Allgemeinzustand des Patienten (Katabolie) auf die Entstehung einer Trachealstenose aus.

Das dritte Kollektiv, bei dem eine Tracheotomie indiziert ist, stellen Patienten mit Luftnot dar. Hier sind sicher Überschneidungen mit der Indikation zur Intubation gegeben. Die Entscheidung für die betreffende Maßnahme wird wohl größtenteils von der Übung des Handelnden bestimmt. So wird ein Anästhesist eher intubieren, der HNO-Arzt im Zweifelsfalle lieber tracheotomieren. Dabei ist aber zu fordern, daß ein HNO-Arzt, wie auch z. B. ein Allgemeinmediziner, die Intubation beherrscht.

Manche Autoren teilen die Indikation zur Tracheotomie in eine primäre und sekundäre (Helms 1976; Chueden u. Klima 1984; Röher u. Horeyseck 1987; vgl. Tabelle 2).

Besondere Bedeutung gewinnt die Tracheotomie heute in der HNO bei Tumorpatienten. Einerseits kann es bei Bestrahlung eines Patienten mit einem malignen Tumor im Oropharynx-, Hypopharynx-, Kehlkopfbereich zu einer reaktiven Schwellung der Schleimhaut mit Luftnot kommen, so daß eine Tracheotomie unvermeidbar ist. Andererseits können bei austherapierten Patienten mit Rezidiven, die ein progredientes Tumorwachstum zeigen, die Atemwege nur durch die Tracheotomie offengehalten werden. Ebenso ist bei wenigen Patienten, über die in der Literatur berichtet wurde (Steinert u. Lüllwitz 1987), eine Intubation bei akuter Atemnot nicht durchführbar und der Patient kann nur durch die zügige Tracheotomie, ggf. Koniotomie, vor dem Ersticken bewahrt werden.

Die Deutsche Gesellschaft für Chirurgie gibt folgende Indikationen zur Tracheotomie (Röher u. Horeyseck 1987): Primäre Indikation zur Tracheotomie: Endotracheale Intubation technisch nicht möglich oder Intubation erheblich komplikationsgefährdet: traumatisch, entzündlich, tumorös bedingte Obstruktionen/Läsionen von Nase, Hals, Pharynx, Larynx, Trachea; schwere Gesichtsschädelverletzungen; offene Schädelbasisfrakturen (Gefahr der aufsteigenden Infektion); postoperativ beidseitige Recurrensparese. Sekundäre Indikation der Tracheotomie: erschwerte Bronchialtoilette mit Tubusverlegung und der Notwendigkeit zur häufigen Umintubation; Entwicklung einer Sinusitis maxillaris durch Blockade der Sinusdrainage; Verlegung der Tuba Eustachii mit nachfolgender Otitis media und/oder Mastoiditis.

2.2 Operatives Vorgehen

Die Tracheotomie hat als Ziel, durch Eröffnung der Luftröhre (Trachea) die Atemwege frei zu machen (z. B. bei Luftnot) oder frei zu halten (z. B. Intensivpatienten). Hierzu sind verschiedene Techniken beschrieben worden und gebräuchlich, wobei grundsätzlich zwei Formen unterschieden werden können:

Die klassische Tracheotomie (vgl. Abb. 3) und die Tracheostomie (vgl. Abb. 2).

Die Tracheotomie beinhaltet: Hautschnitt, Durchtrennung von Subcutan- und Fettgewebe sowie der Halsmuskulatur, Darstellen und Durchtrennen des Schilddrüsenisthmus, Umstechung der Schilddrüsenhälften, Freipräparieren der Luftröhre und Eröffnen derselben. Es entsteht so ein je nach Halsdicke des Patienten unterschiedlich tiefer Tracheotomiekanal, dessen Wand von den verschiedenen Gewebeanteilen der Halsweichteile (Fett-, Bindegewebe, Muskulatur, Schilddrüsenanteile) gebildet wird. Es entsteht so ein Wund- bzw. Granulationskanal, ein sog. nichtepithelisiertes Tracheostoma (Abb. 4).

Die Tracheostomie stellt einen weitergehenden Eingriff dar, wobei nach erfolgter Tracheotomie ein plastisches Stoma operativ angelegt wird. Das bedeutet, daß die Halshaut mit kräftigen Fäden an die eröffnete Luftröhrenwand angenäht wird, so daß ein Trichter entsteht, dessen Grund die nach ventral (vorne) eröffnete Trachea bildet. Nach Anschluß der Halshaut an den Knorpel der Luftröhre spricht man von einem epithelisierten Tracheostoma (vgl. Abb. 2).

Beide Methoden besitzen Vor- und Nachteile, auf die im Kapitel 2.3 eingegangen wird.

Die Einteilung der Tracheotomie in eine hohe, mittlere und tiefe (Lage des Tracheostomas näher zum Ringknorpel oder nahe des Jugulums) ist heute nicht mehr aktuell.

Bei Erwachsenen wird im allgemeinen die Luftröhre im dritten bis vierten Trachealsegment eröffnet, bei Kindern im zweiten bis dritten.

Die Schnittführung im Hautbereich wird unterschiedlich gehandhabt. Während häufig die Haut durch einen Längsschnitt vom Ringknorpelunterrand bis zum Jugulum in der Halsmitte eröffnet und die Halsweichteile dann auseinandergedrängt werden, bevorzugen manche Operateure die quere Schnittführung, wobei dann in den tiefen Gewebeschichten der Schnitt in einen Längsschnitt überführt wird (Berghaus et al. 1984). Auch ein kleiner Kocher'scher Kragenschnitt (wie zur Strumektomie) oder bei dicken subkutanen Fettschichten ein Hautschnitt in

Form eines dreigezackten Sternes (Meyer u. Novoselac 1977), oder sogar eine Schnittführung in Form eines Weinglases (von Scheel 1986) werden als vorteilhaft beschrieben.

Bei der Anlage eines epithelisierten Tracheostomas ist es allgemein üblich, aus der Tracheavorderwand einen nach unten offenen U-förmigen Deckel zu bilden, der nach kaudal geschlagen, mit der Halshaut vernäht wird und so den Unterrand des Tracheostomas bildet (Lappen nach Björk).

Sehr wichtig ist es, die Schnittränder der Trachea im Bereich des Tracheostomas mit der Halshaut beim Einnähen vollständig zu bedecken (Epithel soll den Knorpel überlappen), da freiliegender Knorpel sich schnell entzündet und nekrotisch oder malazisch wird. Es könnte so als Spätkomplikation der Tracheotomie eine narbige oder malazische Stenose in der Luftröhre entstehen.

Zur Vermeidung einer Arrosionsblutung aus der Schilddrüse ist die Durchtrennung und Umstechung der linken und rechten Hälfte auch bei kleiner Schilddrüse erforderlich. Die Schilddrüsenlappen werden seitwärts abgeschoben, so daß dann die Tracheavorderwand frei vorliegt. Wird die Schilddrüse mobilisiert und zur Eröffnung der Trachea lediglich nach oben gedrängt, so könnte die eingesetzte Kanüle bei jedem Schlucken (Heben und Senken des Kehlkopfes) und Husten sowie bei Kopfbewegungen an der Schilddrüse reiben und scheuern, so daß die Eröffnung von Blutgefäßen unvermeidbar wäre. In der Literatur sind sogar tödliche Komplikationen durch Arrosionsblutungen nach Tracheotomie beschrieben worden (Saternus 1972). Denecke (1983) gibt den Anteil der Arrosionsblutungen nach Tracheotomie mit 1,5% bis 2,5% an.

Bevor die Trachea bei der Tracheotomie eröffnet wird, ist besonders darauf zu achten, daß die Luftröhre nicht zu weit seitlich freigelegt (skelettiert) wird und die seitlich in die Trachea ziehenden Gefäße unterbunden oder gekautert werden. Der Trachealknorpel wird nämlich durch diese seitlichen Gefäße ernährt, so daß bei ihrer weitgehenden Zerstörung trophische Störungen auftreten mit nachfolgender Tracheomalazie (Erweichung des Knorpels). Langfristig besteht dann die Gefahr einer malazischen Stenose, die sich oft erst nach dem Dekanülement und Tracheostomaverschluß durch Luftnot bemerkbar macht, so daß dann eine erneute Tracheotomie erforderlich wird.

Bei nicht eingenähter Haut an den Schnittrand des Trachealknorpels wird meistens der Hautschnitt ober- und unterhalb der Kanüle mit Hautfäden adaptiert. Werden die Hautfäden eng um die Kanüle gelegt, dann kann leicht ein Hautemphysem entstehen, indem bei Exspiration und beim Husten die neben der Kanüle austretende Luft in die Halsweichteile unter die Haut gerät, anstatt nach außen zu entweichen (s. Kap. 2.4).

2.3 Vor- und Nachteile der Tracheotomie/Tracheostomie

Sowohl die klassische Tracheotomie als auch die Anlage eines epithelisierten Tracheostomas (Tracheostomie, Synonym: Plastische Tracheotomie) haben ihre Indikationen und weisen Vor- und Nachteile auf.

Wie aus Tabelle 3 hervorgeht, stellen die Nachteile der Tracheotomie die Vorteile der Tracheostomie dar, sowohl für den Patienten als auch für das Pflegepersonal. Ein epithelisiertes Tracheostoma ist stabil und erleichtert damit sehr den Kanülenwechsel für Pflegekräfte und für den Patienten selbst. Durch die geschützten Halsweichteile sind Infektionen der tiefen Halsregionen und des Mediastinums selten und Arrosionsblutungen nicht zu erwarten. Das Stoma läßt sich darüber hinaus besser sauber halten und pflegen. Die reine Tracheotomie mag für manche Operateure schneller und einfacher durchzuführen sein, als die Anlage eines plastischen Stomas, hat aber für Patient und Pflegepersonal in den Tagen nach dem Eingriff unbestritten Nachteile. Besteht ein Tracheotomiekanal für längere Zeit (mehr als 8–10 Tage), so stabilisiert er sich auch und epithelisiert sich sogar nach wenigen Wochen, so daß bei dem Kanülenwechsel dann das bedrohliche Kulissenphänomen nicht mehr zu be-

Tabelle 3. Vor- und Nachteile Tracheotomie/Tracheostomie

	Tracheotomie	Tracheostomie
Vorteile	erleichtertes Dekanülement	Tracheostoma besser sauber zu halten; erleichterter Kanülenwechsel; Halsweichteile geschützt vor Infektion und Arrosionsblutung; stabiles, sicheres Stoma
Nachteile	Tracheotomiekanal offen; Entzündung; Blutung; Gefahr der Via falsa beim Kanülenwechsel; Kulissenphänomen (Verlegung des Stomas durch Halsweichteile)	Tracheostomaverschluß nur durch operativen Eingriff möglich

fürchten ist. Es liegt dann annäherend der Zustand vor, wie man ihn bei einer Tracheostomie sofort erhält, hat dann aber bis zu dem Zeitpunkt den Patienten einem nicht zu vernachlässigenden Risiko (Infektion der Halsweichteile, Arrosionsblutung, via falsa mit Luftnot) unnötigerweise ausgesetzt (Abb. 5).

Denecke (1983) formuliert die Vorteile des plastisch angelegten (epithelisierten) Tracheostomas folgendermaßen:

1. Die Vermeidung des Herabfließens von Wundsekret aus dem Mund- bzw. Granulationskanal in die unteren Luftwege.
2. Eine sichere Protektion der großen Gefäße in der oberen Thoraxapertur.
3. Ein einfacher Kanülenwechsel ohne Blutung oder Verengung des Stomas auch über einen langen Zeitraum.
4. Die Vermeidung von entzündlichen Reaktionen mit entsprechender Serombildung in dem Faszienraum, der um Trachea und große Gefäße an der Halsbasis gelegen und zum Mediastinum hin offen ist.
5. Die Vermeidung einer narbigen Verziehung der großen Gefäße ins Jugulum mit Fixation am Manubrium als Folge der Reaktion im Faszienraum.
6. Die Vermeidung von postoperativen Trachealstenosen infolge peritrachealer Narben mit Druckschädigung der Trachealwand durch die liegende Trachealkanüle.
7. Eine Erleichterung der retrograden Laryngoskopie mittels Optik zur Kontrolle des Schluckaktes bzw. bei eventueller Glottisinsuffizienz nach translaryngealer Langzeitintubation bzw. nach Operationen an der Schädelbasis mit Vagusschädigung.
8. Die Ermöglichung eines intratrachealen Verbandes bei Glottisinsuffizienz zur sicheren Abdichtung der unteren Luftwege gegen das Herabfließen von Speichel und Speisen.

Zum Dekanülement und Tracheostomaverschluß wird auf Kapitel 3.2 verwiesen.

Bei der klassischen Tracheotomie wird der Faszienraum zum Mediastinum hin eröffnet, um die Tracheavorderwand freilegen zu können. Bleibt der Bereich zwischen Trachea und Haut ungedeckt (Tracheotomiekanal, Wund- oder Granulationskanal), so können schwerwiegende Komplikationen auftreten.

2.4 Intra- und postoperative Komplikationen

Wie jeder chirurgische Eingriff kann auch die Tracheotomie mit Komplikationen behaftet sein. Röher und Horeyseck (1987) schätzen die tracheotomiebedingte Gesamtkomplikationsrate auf 5% bis 10% ein, die intubationsbedingte Komplikationsrate wird mit unter 10% angegeben. Zahlreiche Faktoren wirken bei der Entstehung einer Komplikation nach Tracheotomie mit:

Patientengut, geplante oder Notfalltracheotomie, sekundäre Tracheotomie, verwendetes Kanülenmaterial. Auch Stoll und Mitarbeiter (1987) untersuchten die Komplikationsraten nach Tracheotomie bei Kindern und stellten fest, daß die Grunderkrankung, die eine Tracheotomie fordert (Herz-Kreislauf- oder respiratorische Erkrankung), sich auf die Komplikationsrate oft ungünstig auswirkt. Dabei werden Komplikationen häufig der Tracheotomie angelastet, die aber durch die Grunderkrankung bedingt sind.

Die Komplikationen können nach dem zeitlichen Auftreten eingeteilt werden (Tabelle 4), die Prozentzahlen sind von Röher u. Horeyseck

Tabelle 4. Intra- und postoperative Komplikationen

A) *Intraoperative Komplikationen*

Blutung
- medikamentös bedingt (Marcumar, Aspirin, antientzündliche Präparate)
- bei Blutungsneigung (Hämophilie, Lebererkrankung, Leukämie, Thrombopenie)
- operationsbedingt (2%) (Gefäße: Schilddrüse, gerade Halsvenen, Arteria ima, A. innominata)

Tracheoösophageale Fistel

Pneumothorax (1%), eher bei Kindern
- „via falsa“ beim Einsetzen der Kanüle
- Spannungspneumothorax durch positiven Ventilationsdruck

Pneumomediastinum, vor allem bei Kindern
- bei tiefer Inspiration
- beim Husten

Verletzung des Nervus recurrens (1%)

Verletzung des Ringknorpels

Herzstillstand (Vagusreiz)/Atemstillstand (unter 1%)
- bei chronischer Obstruktion der oberen Luftwege: plötzlicher Verlust des Hypoxämie-Stimulus

Tabelle 4 (Fortsetzung)

Pulmonales Ödem (Galvis, Stool 1980)
- negativer inspiratorischer Druck (Patienten atmen gegen die Obstruktion)
- erhöhter kapillar-alveolärer Wanddruck
- Katecholamin-induzierte Änderung des Lungen-Blutvolumens
- erhöhte Permeabilität der Lungenkapillaren wegen der Gewebe-Hypoxie

B) *Frühe postoperative Komplikationen*

postoperative Blutung (bis 4,5%)
Wundinfektion (2%)
- Pseudomonas-Arten
- Grampositive Kokken
- E. coli

Paratrachealer Mediastinalabszeß
Subkutanes Emphysem/Mediastinalemphysem (2,5%)
Schluckprobleme
Aspiration

C) *Späte postoperative Komplikationen*

Granulationen (3%)
erschwertes Dekanülement (3%)
späte tracheoösophageale Fistel (unter 0,1%)
bleibende Fistel nach Dekanülement (persistierendes Tracheostoma) (1–3%)
Laryngotracheale Stenose/Tracheomalazie (3%)

D) *Bronchopulmonale Komplikationen*

Tracheobronchitis (7,5%)
Bronchopneumonie (7,5%)
Lungenabszeß

(1987) angegeben. Um die Komplikation einer intraoperativen Blutung so klein wie möglich zu halten, ist vor dem Eingriff gezielt nach einer Blutungsneigung sowie der Einnahme von Medikamenten zu fragen, die sich auf die Blutgerinnung auswirken (Marcumar, Aspirin).

Wird die Trachea bis weit in das Jugulum freigelegt, kann es zu Blutungen aus der Arteria ima oder zum Pneumothorax/Pneumomediastinum kommen. Diese Komplikationen können besonders bei Kindern auftreten, wenn die Tracheotomie bei stark überstrecktem Kopf vorgenommen wird.

Als seltene Komplikation ist ein Herz-/Atemstillstand beschrieben worden und zu erklären durch Vagusreiz und plötzlichen Verlust des Hypoxämiestimulus nach Eröffnung der Trachea, besonders bei Patienten mit chronischer Obstruktion der oberen Luftwege.

Ebenso kann bei diesen Patienten ein Lungenödem auftreten. Der Pathomechanismus ist nicht ganz geklärt, doch wird angenommen, daß der Wegfall des negativen inspiratorischen Druckes hauptverantwortlich sei, ebenso der erhöhte kapillar-alveoläre Wanddruck mit erhöhter Permeabilität der Lungenkapillaren durch Gewebe-Hypoxie sowie die katecholamininduzierte Änderung des Lungenblutvolumens. Bei Patienten, die lange gegen eine Obstruktion der oberen Luftwege anatmen, muß nach Tracheotomie mit einem Lungenödem gerechnet werden und die Möglichkeit zur Beatmung (Intensivstation) gegeben sein. Ein postoperativ auftretendes Hautemphysem macht die Revision des Tracheostomas erforderlich (1 oder 2 Hautfäden entfernen, kleinere Kanüle, Umwicklung der Kanüle entfernen), ist aber im allgemeinen harmlos und einfach zu beheben.

Wundinfektionen im Tracheostomabereich verlängern meistens die Hospitalisierung des Patienten und können therapeutische Probleme aufwerfen (s. Kap. 6.3).

An Spätkomplikationen stehen klinisch die Granulationen im Vordergrund. Trachealstenose und Tracheomalazie werden von Röher und Horeyseck (1987) mit 3% angegeben, nach Denecke (1983) muß bei der klassischen Tracheotomie bei 12% bis 16% der Patienten mit einer Stenose gerechnet werden. Hinsichtlich dieser Komplikationsrate nehmen die Operationstechnik, die Wahl der Kanülen (Größe, mit oder ohne Blockung), die Pflege des Tracheostomas sowie die Grunderkrankung in besonderer Weise Einfluß.

2.5 Besonderheiten bei Kindern

Bei Kindern wird die Tracheotomie zugunsten der Intubation zurückhaltend angewandt, häufig liegen andere Indikationen zur primären Tracheotomie vor als bei Erwachsenen (vgl. Tabelle 2). Während im Erwachsenenalter vorwiegend Tumorerkrankungen zur Tracheotomie führen, stehen bei Kindern Mißbildungen, Entzündungen und intubationsbedingte Trachealstenosen im Vordergrund. Bei Vorliegen von laryngotrachealen Mißbildungen muß bereits bei Säuglingen tracheotomiert werden, was wegen der engen anatomischen Verhältnisse schwierig ist. Das Anlegen des U-förmigen Trachealfensters nach Björk ist bei Säuglingen und Kleinkindern kaum möglich, so daß nach Meyer u. Novoselac (1977) die Luftröhre längs eröffnet und die Haut dann an die Schnittränder angenäht werden sollte, um das Tracheostoma plastisch anzulegen. Masing (1983) empfiehlt auch die Längsinzision der Trachea, wobei sich der Schnitt aber am oberen und unteren Ende gabelt, damit die Halshaut besser in die Trachea eingenäht werden kann.

Während entzündliche Erkrankungen in der Indikation zur Tracheotomie bei Kindern heute immer mehr in den Hintergrund treten (Line et al. 1986), spielen Folgeschäden nach Langzeitintubation (Trachealstenosen) eine immer größere Rolle. Besonders Kinder im Vorschul- und Grundschulalter sind in Verkehrsunfälle verwickelt und dann durch ein erlittenes Polytrauma langfristig beatmungsbedürftig. Eine Trachealstenose entsteht bei Kindern vor allem im Ringknorpelbereich durch tubusbedingte Druckschädigung der Trachealschleimhaut. Hier sind es wieder anatomische Besonderheiten, die die Entwicklung einer Stenose begünstigen. Der Ringknorpel besteht, wie der Name besagt, aus einem geschlossenen Knorpelring, die übrigen Anteile der Luftröhre dagegen aus hufeisenförmigen Knorpelspangen, die durch Bindegewebe geschlossen sind (Luftröhrenhinterwand). Im Ringknorpelbereich besitzt die Trachea einerseits einen geringeren Durchmesser als in den nachfolgenden Abschnitten und ist andererseits starr, so daß sie bei Druck von innen (zu großer Tubus, Cuff im Ringknorpelbereich) nicht ausweichen oder nicht gedehnt werden kann.

Bei Kehlkopfpapillomatose sowie ausgedehnten Häm- und Lymphangiomen im Gesichts-Halsbereich ist bei Kleinkindern häufig eine Tracheotomie erforderlich, die dann über mehrere Jahre bestehen bleiben muß. Die spontane Ausheilung dieser Neubildungen wird im allgemeinen abgewartet, so daß die Kinder oft über Jahre mit einer Trachealkanüle im häuslichen Bereich versorgt werden müssen.

Die Mortalität nach Tracheotomie ist im Säuglings- und Kleinkindesalter recht hoch und wird bei Masing (1983) mit 5% bis 20% angegeben.

3

Das Tracheostoma

Tracheostoma bedeutet wörtlich übersetzt „Luftröhrenmund". Gemeint ist damit die künstlich angelegte Öffnung der Trachea im Halsbereich, über die der Tracheotomierte dann unter Umgehung von Mundraum und Kehlkopf die Luft direkt in die Lungen einatmet. Zwei Gruppen von Patienten mit einem Tracheostoma, auch kurz Stoma genannt, können unterschieden werden:

Personen mit Tracheostoma bei erhaltenem Kehlkopf und Patienten nach Totalentfernung des Kehlkopfes (Laryngektomie) mit angelegtem Tracheostoma.

3.1 Tracheostoma bei erhaltenem Kehlkopf

Patienten mit erhaltenem Kehlkopf können ein Tracheostoma kurzfristig (temporär) haben, d. h. für kurze Zeit während eines stationären Krankenhausaufenthaltes. Liegen aber langwierige Erkrankungen vor (z. B. internistische, neurologische Grundleiden), die mit Gefahr von Luftnot einhergehen, so ist das Stoma auch häufig über den Krankenhausaufenthalt hinaus für einen längeren Zeitraum erforderlich, bei manchen Patienten für mehrere Jahre (langfristig) bis zeitlebens (Dauerkanülenträger).

3.1.1 Tracheostoma kurzfristig (temporär)

Zu den Patienten mit einem kurzfristig angelegten Tracheostoma zählen vorwiegend solche Tumorpatienten, bei denen nach ausgedehnter Operation im Kopf-Hals-Bereich eine ödematöse Schwellung im Mundhöhlen-/Schlund-/Kehlkopfbereich zu erwarten ist, mit möglicher akut auftretender Luftnot. Ebenso zählen die meisten Patienten auf Intensivstationen, die kurz- bis mittelfristig beatmet werden müssen, zu diesem Kollektiv (vgl. Kap. 2.1, Indikationen zur Tracheotomie). Gerade bei dieser Patientengruppe, die sich in der Betreuung überwiegend außerhalb des HNO-Fachbereiches befindet, wird die Tracheotomie lange hinausgezögert, meistens aus Scheu vor dem Umgang mit Kanülenpatienten und Unkenntnis und Unsicherheit in der Pflege eines Tracheostomas. Dabei wird oft angeführt, daß die Tracheotomie einen operativen Eingriff darstelle, wobei das Stoma erst durch einen zweiten Eingriff (Tracheostomaverschluß) wieder verschlossen und damit der ursprüngliche Zustand wieder hergestellt werden könne. Dagegen sei eine Extubation, wenn die zur Beatmung führende Ursache beseitigt ist, unter sorgfältigen Maßnahmen im allgemeinen problemlos durchzuführen. Bei Patienten, die nach der Extubation keine ausreichende Spontanatmung zeigen, kann sich die Reintubation sehr schwierig gestalten; als gefürchtete Komplikation gilt der Laryngospasmus. Die Reintubation gelingt dann oft nur mit Gewalt und ist mit Schäden am Kehlkopf sowie an der Trachea verbunden, darüber hinaus ist die Tracheotomie dann bei zu erwartender längerer Beatmung letztendlich doch nicht zu umgehen.

So wird der Zeitpunkt, wann bei einem zu beatmenden Patienten tracheotomiert werden soll, häufig Gegenstand der Diskussion sein.

Nach Fritsche (1973) liegt bereits nach Ablauf von 24 Stunden Intubation eine Langzeitintubation vor.

3.1.2 Tracheostoma langfristig (Dauerkanülenträger)

Zahlreiche Patienten müssen zur Sicherstellung der Atemwege eine Kanüle langfristig, d. h. mehrere Monate oder sogar zeitlebens tragen (Dauerkanülenträger). Ursache hierfür kann einerseits eine beidseitige Recurrensparese sein, die bei neurologischen Erkrankungen oder nach Schilddrüsenoperationen auftreten kann. Da die Stimmritze (Glottis) dann durch Medianstellung der Stimmlippen sehr eng ist, die Stimmlippen nicht beweglich sind, resultiert meistens erhebliche Atemnot, nicht nur bei Belastung, sondern auch schon in Ruhe. Da die Funktion der Nervi recurrentes und damit die Beweglichkeit der Stimmlippen wiederkehren kann, wird bei diesen Patienten zunächst die Tracheotomie durchgeführt und bis zu einem Jahr zugewartet. Bleibt nach dieser Zeit die Glottis eng (keine Erholung der Nerven), so können eine glottiserweiternde Operation und später das Dekanülement und der Tracheostomaverschluß erfolgen. Bis dahin aber sind die Patienten überwiegend im häuslichen Bereich mit der Kanüle versorgt mit den sich daraus ergebenden Problemen. Andererseits sind wieder Tumorpatienten als Dauerkanülenträger zu nennen, bei denen es durch Bestrahlung eines Hypopharynx-Kehlkopf-Malignoms zu einer therapiebedingten ödematösen Schwellung der Atemwege kommen kann, die oft viele Wochen bestehen bleibt. Dies tritt bei radiogen bedingter Perichondritis des knorpeligen Kehlkopfgerüstes (Entzündung des Kehlkopfknorpels durch Bestrahlungsbehandlung) besonders auf und führt wieder zu Luftnot.

Auch bei Vorliegen von großen, inoperablen Tumoren des oberen Aerodigestivtrakts sowie ausgedehnten, austherapierten Tumorrezidiven bleibt oft nur noch die Tracheotomie und Anlage eines dauerhaften Tracheostomas, um dem Patienten eine frei Atmung zu gewährleisten. Auf Intensivstationen hat es sich bewährt, bei intubierten Patienten mit einem dünnen, flexiblen Bronchoskop durch den Tubus zu tracheoskopieren und zu bronchoskopieren. Führt man das Bronchoskop gerade über das Ende des Tubus hinaus und zieht man beide (Bronchoskop und Tubus) gemeinsam wieder langsam heraus, so ist auch die Trachealschleimhaut im Bereich der Blockung gut zu sehen und zu beurteilen, ohne daß extubiert werden muß. So kann beim Nachweis einer beginnenden Schädigung der Trachealschleimhaut tracheotomiert und eine Trachealstenose dadurch vermieden werden. Entscheidend ist nicht die frühzeitige, sondern die rechtzeitige Tracheotomie.

Die Erfahrung zeigt, daß eine Beatmung häufig länger erforderlich ist als ursprünglich vorgesehen, vor allem bei internistischen und neurologischen Intensivpatienten, so daß die Tracheotomie letztlich doch erforderlich wird.

3.2 Dekanülement und Tracheostomaverschluß

Ist das die Tracheotomie fordernde Ereignis bzw. ist die Ursache behoben, d. h. sind die regulären Atemwege frei, so kann der Patient von seiner Kanüle befreit und das Tracheostoma wieder verschlossen werden. Dieser Eingriff kann im allgemeinen in örtlicher Betäubung (Lokalanästhesie) durchgeführt werden. Vor dem Tracheostomaverschluß ist in jedem Fall die Tracheoskopie durchzuführen, um sicher zu gehen, daß sowohl die Gottis bei Inspiration weit und die Stimmlippenbeweglichkeit gegeben sind, als auch im Bereich der Trachea keine Stenosen, Granulationen oder entzündlichen Veränderungen mit Borkenbildung vorliegen. Die Tracheoskopie kann problemlos mit der starren 30°- und 70°-Optik durch das Tracheostoma vorgenommen werden. Die Trachea ist so von der Glottis (retrograd, Stimmlippenunterseite) und bis zur Bifurkation vollständig einzusehen. War lediglich eine Tracheotomie durchgeführt worden, bei kurzfristig bestehendem Stoma, so genügt meistens das Zuziehen der Öffnung mit einem Klammerpflaster. Der Patient erhält Sprechverbot sowie Hustenprophylaxe (Antitussivum). Sollte der Patient doch sprechen müssen oder husten, so sollte das zugezogene, verklebte Tracheostoma mit dem Finger zugehalten und Gegendruck ausgeübt werden. Andernfalls würde das Stoma immer wieder durch Pressen eröffnet und Trachealsekret nach außen gedrückt, so daß der Verschluß verzögert und sogar verhindert würde. Bei unkompliziertem Verlauf heilt ein zugezogenes Tracheostoma im allgemeinen nach 8 bis 10 Tagen vollständig zu, meistens ohne eine kosmetisch störende Narbe zu hinterlassen.

Patienten, die über Wochen oder Monate ein Tracheostoma besaßen, müssen vor dem Tracheostomaverschluß erst wieder an die größere Atemarbeit, bedingt durch den vergrößerten Totraum, gewöhnt werden. Dies erfolgt durch Einsetzen einer abgestöpselten Sprechkanüle, wobei die Kanüle erst unter Ruhebedingungen zunächst stundenweise, dann auch für mehrere zusammenhängende Stunden über Tag abgestöpselt wird (Tabelle 5). Hat der Patient bei abgestöpselter Kanüle auch bei Belastung (z. B. Treppensteigen) nicht das Gefühl von Luftnot, so kann die Kanüle auch nachts abgestöpselt werden. Erst wenn der Patient über 24 Stunden mit abgestöpselter Kanüle problemlos und frei atmen kann und uneingeschränkt seinem Tagewerk nachgehen kann, darf der Tracheostomaverschluß vorgenommen werden.

Liegt ein epithelisiertes Tracheostoma vor, so ist zum Verschluß eine Tracheostomaverschlußplastik erforderlich. Der Verschluß sollte grundsätzlich dreischichtig erfolgen, so daß die Gefahr einer Trachealfistel minimal gehalten wird. Das Tracheostoma kann ovalär umschnitten und der epithelisierte Rand türflügelartig nach innen eingeschlagen werden, so daß die Haut nun die Innenauskleidung der Luftröhre im Bereich des ehemaligen Tracheostomas bildet. Halsmuskulatur sowie Subkutangewebe werden sorgfältig miteinander über der Trachea vernäht, abschließend die Haut nach Mobilisierung der Schnittränder. Es entsteht eine längsverlaufende Hautnarbe in der Halsmitte. Eine andere Möglichkeit des Tracheostomaverschlusses besteht in der Anlage eines Rotationsschwenklappens (von Scheel 1986), der besonders zum Verschluß eines

Tabelle 5. Dekanülement und Tracheostomaverschluß

1. Sprechkanüle einsetzen
2. Kanüle morgens und nachmittags für etwa 1 Stunde abstöpseln (z. B. mit einem Korken), Innenstück herausnehmen
3. Kanüle morgens und nachmittags für etwa 2 Stunden abstöpseln
4. Abstöpselung stundenweise verlängern bis ganztags (10 – 12 Stunden)
5. Kanüle tagsüber und nachts abstöpseln (24 Stunden)
6. Wenn in Ruhe und bei Belastung keine Luftnot, dann Tracheostomaverschluß möglich
7. Tracheoskopie (30°- und 70°-Optik)
8. Wenn kein Anhalt für eine Trachealstenose vorliegt und beide Stimmlippen frei beweglich sind, kann der Tracheostomaverschluß vorgenommen werden
9. Tracheostoma zuziehen mit Klammerpflaster (bei klassischer Tracheotomie)

   oder

9. Tracheostomaverschlußplastik (bei eingenähtem, epithelisiertem Tracheostoma)

großen, trichterförmigen Tracheostomas bei schlanken Hälsen vorteilhaft ist.

Es gibt immer wieder Patienten, bei denen das Dekanülement erschwert ist. Eine heftige, rezidivierende Granulationsbildung, meistens am oberen Tracheostomarand, kann ebenso eine Ursache dafür sein, wie psychische Ängste vor Ersticken bei abgestöpselter Kanüle mit Episoden von panikartigen Zuständen. Bei diesen Patienten mit psychogener Luftnot kann das Dekanülement sogar in Einzelfällen unmöglich sein.

Die um die Jahrhundertwende üblichen sog. Entwöhnungskanülen von Stoerk, Chiari, Marschik und Thost besitzen heute historischen Wert und sind entbehrlich.

Bei Kindern gestaltet sich das Dekanülement schwieriger als bei Erwachsenen, die Gewöhnung an den vergrößerten Totraum ist langwieriger. Masing (1983) gibt an, das Tracheostoma solle durch eine Mullbinde zunächst für eine Woche locker verschlossen werden, anschließend mit einem Pflaster für drei Wochen abgedichtet werden. Treten keine Probleme mit der Atmung auf, kann der operative Verschluß des Tracheostomas in Angriff genommen werden. Hierfür stehen auch wieder verschiedene Lappenplastiken zur Verfügung.

3.3 Tracheostoma bei Kehlkopflosen

Bis zum Kehlkopf verlaufen Luft- und Speisewege gemeinsam (oberer Aerodigestivtrakt, Schluckstraße), im Kehlkopfbereich erfolgt die Trennung in Speiseröhre und Luftröhre (vgl. Abb. 1). Wird wegen eines Hypopharynx- oder Kehlkopfmalignoms die vollständige Entfernung des Kehlkopfes (Kehlkopftotalexstirpation, Laryngektomie) erforderlich, müssen auch Speise- und Luftwege voneinander getrennt werden. Während die Speiseröhre zu einem neuen Rohr vernäht wird und der Anschluß zur Mundhöhle bestehen bleibt, endet postoperativ die Luftröhre oberhalb der Schlüsselbeine in der Halsmitte an der Haut. Intraoperativ wird die Halshaut zirkulär an die Luftröhre überlappend angenäht, so daß der Schnittrand (Trachealknorpel) bedeckt ist und damit ein plastisches Tracheostoma angelegt ist. Dieses bleibt dann zeitlebens bestehen.

Wie bei Tracheotomierten mit eingenähtem Tracheostoma muß auch bei Laryngektomierten die Tracheostomapflege erfolgen. In den ersten Tagen sollte zunächst noch eine Kanüle getragen werden, die in den ersten Stunden geblockt werden sollte, damit weder Speichel noch Wundsekret in die Lunge geraten. Die Kanüle dient dazu, das Tracheostoma zu stabilisieren und weit zu halten, außerdem wird damit verhindert, daß der Halsverband über das Tracheostoma gleitet und die Atemwege verlegt werden. Bei Laryngektomierten kann schon frühzeitig, noch während des stationären Krankenhausaufenthaltes, die Entwöhnung von der Kanüle vorgenommen werden, wenn ein Halsverband nicht mehr erforderlich ist.

Das Tracheostoma wird für dauernd stabil angelegt und die Gefahr der Reizung des Stomarandes sowie der Trachealschleimhaut durch die Kanüle ist stets gegeben. Häufig fühlen sich die Patienten aber ohne Kanüle unsicher und befürchten eine Verlegung des Stomas durch Kleidung. Dies gilt vor allem des Nachts, wobei die Sorge dann groß ist, durch ein durch Schlafanzug oder Bettdecke verlegtes Stoma zu ersticken. So wird von vielen Laryngektomierten die Kanüle nachts noch längere Zeit getragen, während sie tagsüber schon weggelassen wird.

Bei vielen Patienten ist nach Kehlkopfentfernung die Nachbestrahlung nach Abschluß der Wundheilung erforderlich. Die Tracheostomafäden können im allgemeinen nach 10 Tagen gezogen werden, so daß die Bestrahlung etwa 2 Wochen postoperativ beginnen kann. Zu diesem Zeitpunkt wird von den betreffenden Patienten häufig noch eine Kanüle getragen. Es ist hierbei wichtig zu wissen, daß auch mit liegender Kanüle die Bestrahlung durchgeführt werden kann, wenn es sich um eine Kunststoffkanüle handelt. Wird eine Silberkanüle bevorzugt, muß diese noch auf der Station gegen eine Plastikkanüle ausgewechselt werden, bevor der Patient zur Bestrahlung geht bzw. gefahren wird. Es ist aber auch möglich, daß die Kanüle im Strahleninstitut für die kurze Zeit der Bestrahlung durch ärztliches Personal oder ggf. durch den Patienten selbst herausgenommen und nach Bestrahlungsende vor dem Rücktransport wieder eingesetzt wird. Dieses Vorgehen ist aber häufig mit Komplikationen behaftet, so daß es sicherer ist, eine Plastikkanüle zu tragen, die während der Bestrahlung belassen werden kann. Zum Thema Kanülenwechsel s. Kap. 5.

Zeigt das Tracheostoma eines Kehlkopflosen nach wenigen Wochen oder Monaten eine Schrumpfungsneigung, wobei die Verengung immer konzentrisch, irisblendenartig erfolgt, so sollte zunächst die Aufweitung mit Kanülen erfolgen (Bougierung). Ist es erforderlich, daß das Stoma mit einem Platzhalter langfristig weit gehalten werden muß, so ist es günstig, Kurzkanülen oder sog. Buttons zu verwenden, die lediglich das Tracheostoma weit halten, ohne in die Trachea herabzureichen und dort die Schleimhaut zu reizen und zu beschädigen. Bleibt trotz aller Bemühungen die Schrumpfungstendenz des Tracheostomas bestehen, dann ist eine Tracheostomaerweiterungsplastik erforderlich, die meistens in Lokalanästhesie vorgenommen werden kann.

Im Gegensatz zum Dauerkanülenträger sollte bei einem Kehlkopflosen das Tragen einer Kanüle möglichst frühzeitig entbehrlich sein, die Pflege des Tracheostomas ist aber bei beiden Patientengruppen in gleicher Art und Weise durchzuführen und äußerst wichtig.

Viele Kehlkopflose sind im Bundesverband der Kehlkopflosen mit Landesverbänden organisiert und können sich auch gegenseitig Rat und Tips geben. Als Hilfe für Kehlkopflose ist auch die Monographie von Matzker (1975) gedacht.

4

Kanülen

Der Ausdruck Kanüle geht aus dem lateinischen Begriff Canna, Cannae (femininum) = Rohr, Schilf, zurück (Cannula = kleines Rohr), da im Altertum zum Offenhalten des Tracheotomiekanals kleine Stücke der hohlen Stengel des in feuchten Gebieten wachsenden Schilfsrohres verwendet wurden.

Warum wird eine Kanüle nach Tracheotomie eigentlich benötigt? Die Frage drängt sich einem heutzutage auf, da meistens ein plastisches Stoma angelegt wird, das stabil und ausreichend weit ist. In diesem Falle dient die Kanüle dazu, die frische Naht (Halshaut-Trachealknorpel) vor abgehustetem Sekret zu schützen sowie zu verhindern, daß der Halsverband über das Tracheostoma rutscht und der Patient Luftnot bekommt.

Wird ausschließlich die Tracheotomie durchgeführt, ist eine Kanüle zum Offenhalten des Tracheotomiekanals und zur Stabilisierung erforderlich.

Erste Kanülen wurden im 16. Jahrhundert beschrieben und bestanden aus einem geraden Rohr, das durch den Tracheotomiekanal bis in die Luftröhre ragte (ähnlich dem Stück Schilfrohr, das in der Antike verwendet und beschrieben wurde). Casserius gab dem Röhrchen eine Krümmung, so daß damit die Form der noch heute üblichen Kanülen im Prinzip entwickelt war. In den darauffolgenden Jahrhunderten wurden von vielen namhaften Ärzten eigene Kanülenformen vorgestellt. Auch heute sind verschiedene Arten von Trachealkanülen gebräuchlich, auf die später eingegangen wird. Die Vielzahl der entwickelten Kanülen deutet darauf hin, daß es keine optimale, allen Anforderungen gerechte und allen Zwecken dienliche Kanüle gibt. Darüber hinaus stellt eine Kanüle stets einen Fremdkörper dar, mit Nachteilen und möglichen Komplikationen.

Das Grundproblem besteht darin, daß der Tracheotomiekanal etwa senkrecht auf die Luftröhre trifft und eine Kanüle an der Einmündung annährend einen Winkel von 90° beschreiben muß, um in den unteren Teil der Luftröhre eingeführt zu werden. Diese anatomischen Gegebenheiten nach Tracheotomie macht man sich bei den T-förmigen Platzhaltern nach Montgomery zunutze und werden hier besonders deutlich (s. Kap. 4.5.1).

Der Rechtwinkligkeit Tracheotomiekanal-Trachea trugen in England Durham (19. Jahrhundert) mit einer um 90 ° gebogenen Kanüle und Parker, Krümmungswinkel 120 °, Rechnung. Das Innenstück bestand hierbei aus beweglichen Metallringen. Dadurch waren die Kanülen aber recht eng und in der Handhabung kompliziert, so daß sie sich nicht durchsetzten. Ebenso war die konisch zulaufende, mit trichterförmiger Öffnung versehene und im abgebogenen Teil gerade verlaufende Trachealkanüle von Gersuny (1900), auch in der Modifikation von Thost, nicht von Dauer.

Die heute gebräuchlichen Kanülen beschreiben mit ihrer Krümmung ein Kreissegment und gehen auf Trousseau (Mitte des 18. Jahrhunderts) zurück. Von Luer (19. Jahrundert) modifiziert, war die Kanüle bis weit in unsere Zeit gebräuchlich und wird noch heute in mehreren Varianten getragen.

Die von dem Schweizer Naturforscher und Arzt Carl Wilhelm von Nägeli (1817 bis 1891), seit 1857 Professor der Botanik an der Universität München, entdeckte bakterizide Wirkung von Silber und Kupfer („Oligodynamische Wirkung"), erst nach seinem Tod in einer wissenschaftlichen Arbeit 1893 veröffentlicht, ließ Silber zum bevorzugten Material für Kanülen werden. Sonst standen Neusilber, Nickel, Bronze und andere Metallegierungen sowie vernickeltes und versilbertes Eisen zur Verfügung. Schon frühzeitig wurden Trachealkanülen auch aus Kautschuk und Hartgummi hergestellt.

Heute werden Kanülen aus verschiedenen Kunststoffen bevorzugt. Diese sind kostengünstiger und einfacher zu verarbeiten. Bei frisch Tracheotomierten werden aber in den ersten Tagen und Wochen noch vielfach Silberkanülen eingesetzt, da sie gegenüber Kunststoffkanülen einige Vorteile besitzen.

4.1 Silberkanülen

Die heute im Handel befindlichen Metallkanülen sind aus Sterlingsilber oder Neusilber gefertigt. Die Kanülen bieten Stabilität und Festigkeit (Abb. 10, vgl. auch Abb. 8, 9). Während Neusilberkanülen (versilberte Kanülen) aufgrund des einfachen Grundmaterials nur für den kurzzeitigen Gebrauch bestimmt sind, eignen sich Kanülen aus Sterlingsilber auch für den Dauergebrauch (z. B. Dauerkanülenträger). Die Kanülen bestehen aus nahtlosem Rohr, das sich am unteren Ende meistens leicht konisch verjüngt und dessen Kante abgerundet ist. So ist einerseits das Einsetzen der Kanüle erleichtert, andererseits liegt das Kanülenende der Trachealwand nicht direkt an, so daß Verletzungen der Trachealschleimhaut verhindert werden. Eine konisch zulaufende Kanüle ist bereits Anfang dieses Jahrhunderts von Gersuny (1900) entwickelt worden und als Trichterkanüle in die Literatur eingegangen. Eine Modifikation wurde von Thost, eine weitere von Marschik (1922) angegeben und Dilatationskanüle genannt. Diese Kanülen haben sich aber nicht durchgesetzt, da der Durchmesser am Kanülenende mit erhöhtem Atemwiderstand zu gering war, so daß die Atmung für den Patienten erschwert wurde.

Jede Silberkanüle besitzt eine Innenkanüle, Innenstück, Inlet oder auch „Seele“ genannt, die eigens für die betreffende Kanüle angefertigt und angepaßt wird. Zu jeder Kanüle gehört also ein eigenes Innenstück. Es sollte auf jeden Fall vermieden werden, die Innenstücke verschiedener Kanülen zu vertauschen, da eine Innenkanüle in einer „falschen“ Kanüle meistens scheuert oder hakt. Wird das Innenstück dann mit Kraft (Gewalt) hineingedrückt, so ist das Herausnehmen des Innenstückes in vielen Fällen nicht mehr möglich oder nur unter Beschädigung oder sogar Zerstörung der gesamten Kanüle (Außen- und Innenkanüle) möglich. Eine Silberkanüle, die Kratzer oder scharfe Kanten aufweist, darf beim tracheotomierten Patienten nicht mehr eingesetzt werden (Verletzungsgefahr des Tracheostomas, der Trachealwand; Komplikationen beim Kanülenwechsel). Das Innenstück muß völlig ohne Kraftaufwand „butterweich“ in die Kanüle passen. Sind auf einer Station mit mehreren Kanülenpatienten nach dem Reinigen und Desinfizieren/Sterilisieren der Kanülen die Innenstücke durcheinandergeraten, so ist zu jeder Kanüle durch vorsichtiges Probieren (Einsetzen) das dazu gehörende (passende) Innenstück wiederzufinden. Damit das Innenstück völlig glatt in die Kanüle eingesetzt werden kann und nach mehrstündigem Tragen die Innenkanüle durch Trachealsekret und feuchte Atemluft nicht festhaftet (durch Adhäsionskräfte), so daß der Wechsel der Innenkanüle problematisch wird, sollte das Innenstück eingefettet werden. Hierzu sind säurefreie Vaseline, Bepanthensalbe, medizinisch hochgereinigtes Olivenöl oder auch Babyöl, das besonders im häuslichen Bereich leicht verfügbar ist, zu empfehlen.

Innenkanülen werden an der dazugehörigen Außenkanüle durch einen Drehverschluß oder drehbaren Zapfen befestigt (vgl. Abb. 9). Der

Zapfen befindet sich am oberen Rand der Außenkanüle (bei 12 Uhr) und muß um 90° nach links oder rechts gedreht werden, um die Innenkanüle herausnehmen zu können. Die Leichtgängigkeit des Verschlusses ist nach jedem Reinigen einer Kanüle vor dem erneuten Einsetzen zu überprüfen, ebenso die Paßgenauigkeit des Innenstückes (richtiges Innenstück?), damit nicht bei beabsichtigtem Wechsel der Innenkanüle am Patienten durch hakende Kanülen Nervosität beim medizinischen Personal und Angstzustände und Panik beim Patienten aufkommen. Die Wahl der Kanülengröße, in Nummern angegeben, ist sehr wichtig und für jeden Patienten individuell zu bestimmen. Die Kanüle sollte aber nicht zu eng gewählt werden, da enge Kanülen durch Sekret schnell verstopfen und verborken. Andererseits darf der Kanülendurchmesser nicht über dem der Trachealöffnung liegen. In diesem Fall ist die Wahrscheinlichkeit einer Via falsa beim Kanülenwechsel sehr groß (vgl. Abb. 5). Die Kanüle rutscht dabei an der Tracheaaußenwand vorbei in die Halsweichteile mit Gefahr der Verletzung von Blutgefäßen der Schilddrüse. Der Patient bekommt Luftnot und hat in Verbindung mit starken Schmerzen durch die Manipulation dann Todesangst.

Wird eine zu große Kanüle mit Gewalt durch die Trachealöffnung zu drücken versucht, kommt es nicht nur unweigerlich zu Blutung und Schmerzen, sondern schwerwiegende Verletzungen der Trachea führen meistens zu langwierig zu therapierenden Spätkomplikationen. Hier ist wieder die Trachealstenose zu nennen, die malazisch (Erweichung des Trachealknorpels durch Druckschädigung) sein kann oder narbig (konzentrische, irisblendenartige Verengung der Luftröhre nach Entzündung, Nekrose und fibröser Umwandlung der Trachea). Auch kann es beim gewaltsamen Einsetzen der Kanüle zur Fraktur von Knorpelspangen der Trachea kommen.

Silberkanülen eignen sich besonders bei frisch Tracheotomierten, wenn die Trachealschleimhaut auf die trockene Atemluft anfangs noch mit einer verstärkten Sekretion reagiert. Metallkanülen sind dünnwandiger als Kunststoffkanülen gleicher Größenbezeichnung (z. B. Nr. 9, 10) ohne Einbüßung der Stabilität, besitzen daher ein größeres Volumen für die Atmung. Die Kanülen setzen sich durch Sekret nicht so schnell zu, Schleim haftet auch nicht so fest am Metall wie am Kunststoff. Zur Reinigung genügt häufig der Wechsel des Innenstückes, die Außenkanüle muß nicht jedesmal gewechselt werden. Die Reinigung von Silberkanülen gestaltet sich einfacher als bei Kanülen aus Kunststoff, vor allem aber die Desinfektion und Sterilisation. Dies ist vor allem im häuslichen Bereich von Interesse. Silberkanülen können unbeschadet durch Hitze sterilisiert werden, im Sterilisator auf Krankenstationen, im Backofen mit der Einstellung „Sterilisation" (180 °C, wie auch Glas-Babyfläschchen) oder auch einfach im kochenden Wasserbad beim Patienten zu Hause.

Silber oxydiert nach kurzer Zeit („läuft an"), so daß Silberkanülen nach mehrmaligem Gebrauch und Säubern grau bis schwärzlich-fleckig werden und ihren Glanz verlieren. Die Kanülen werden unansehnlich. Andererseits ist aber eine glänzend polierte Silberkanüle kein Kriterium für Sterilität! Der optische Eindruck darf nicht höher bewertet werden als die Praktikabilität.

Silberkanülen sind etwa $2\frac{1}{2}$mal so teuer wie eine Kunststoffkanüle, doch lassen sich Metallkanülen überarbeiten und reparieren, zumal Silberkanülen stets in Handarbeit hergestellt werden. Plastikkanülen müssen bei Beschädigung (scharfe Kanten) oder Verziehung durch Hitze (ungewolltes versehentliches Auskochen) durch eine neue Kanüle ersetzt werden. Für Dauerkanülenträger (und/oder Krankenkasse) ist es daher langfristig gesehen finanziell günstiger, mit einer Silberkanüle versorgt zu werden.

An dieser Stelle soll darauf hingewiesen werden, daß ein Patient immer 2 Kanülen zur Verfügung gestellt bekommen soll, damit eine saubere Kanüle zum Wechseln sofort bereit liegt. Der Kanülenwechsel sollte nämlich so rasch wie möglich vor sich gehen, aber nicht hastig und nervös. Ebenso ist zu berücksichtigen, ob ein plastisches Tracheostoma angelegt wurde oder nicht (siehe Kanülenwechsel).

Heutige Silberkanülen entsprechen in Form und Funktion der Kanüle von Luer (19.Jahrhundert), die eine gering modifizierte Kanüle nach Trousseau (1841) darstellt. Die Silberkanülen sind handgefertigt, bestehen aus einem gebogenem Rohr mit Halsschild sowie Innenkanüle. Durch Schlitze am Halsschild wird das Halteband gezogen, mit der die Kanüle am Hals des Patienten befestigt wird.

Gebräuchlich sind weiterhin Silberkanülen nach Portmann und Engström (vgl. Abb. 8). Die Portmannkanüle besitzt kein eigentliches Halsschild, sondern seitlich am oberen Ende des Kanülenrohres beidseits eine breite Metallöse, durch die das Halteband geführt und die Kanüle am Patienten befestigt wird.

Nach Tracheotomie, aber auch nach totaler Kehlkopfentfernung, findet gelegentlich noch die Engström-Kanüle Verwendung, bei der das Innenstück eine Verlängerung aufweist, auf die eine Beatmungsvorrichtung gesteckt werden kann. Zwei etwa 1,5 cm lange Stifte am Oberrand des Halsschildes sollen verhindern, daß der Halsverband über die Kanüle rutscht.

In den USA werden bei tracheotomierten Patienten zwar meistens Plastikkanülen eingesetzt, Silberkanülen ähnlich der Luer-Kanüle sind aber auch gebräuchlich. Bei Kindern werden gern die Metallkanülen nach Holinger oder Jackson bevorzugt, wobei Unterschiede zur Luer-Kanüle nur in wenigen Details bestehen.

Ein Nachteil von Silberkanülen besteht darin, daß sie nicht geblockt werden können, wenn es vom Tracheostomarand plötzlich blutet oder viel Sekret gebildet wird, das der Patient zu aspirieren droht. Um diesem Umstand abzuhelfen, kann man, wenn man auf die Silberkanüle nicht verzichten will, eine aufblasbare Gummimanschette über das untere Ende der Silberkanüle stülpen (Abb. 11). So erhält man eine zu blockende Metallkanüle, ähnlich einer Kunststoffkanüle mit Cuff. Bei dieser Art geblockter Silberkanülen liegt aber in der Blockung ein hoher Druck vor, so daß bei langfristig erforderlicher Blockung besser eine Kunststoffkanüle mit Niederdruckblockung (low pressure Cuff) gewählt werden sollte, um cuffbedingte Druckschäden der Trachealschleimhaut gar nicht erst zu ermöglichen. Diese mit Gummimanschette blockbaren Silberkanülen wurden früher entsprechend ihrer Verwendung als Poliomyelitis-Kanülen bzeichnet und von Herstellern medizinischer Instrumente angeboten, als blockbare Kunststoffkanülen in Deutschland noch nicht allgemein üblich waren (noch bis in die 60er Jahre hinein). Heute sind die blockbaren Metallkanülen (überstreifbare, aufblasbare Gummimanschette) entbehrlich.

Die Patienten mit tiefsitzenden Trachealstenosen (Kompression der Luftröhre durch eine große retrosternalreichende Schilddrüse, Tracheomalazie nach Strumektomie) benötigen nach erfolgter Tracheotomie eine Kanüle, die das Hindernis überwindet und sich auch einer Verbiegung der Luftröhre anpassen kann. Die regulären Kanülen sind im allgemeinen für tiefe oder langstreckige Stenosen nicht lang genug. Überlange Kanülen (vgl. Abb. 10) sind dann erforderlich, sehr lange Luer-Kanülen oder die Kanüle nach Krieshaber. Von der Fa. Aesculap, Tuttlingen, wird auch eine überlange Kunststoffkanüle (Größe 5–14) angeboten.

Im letzten Viertel des 19. Jahrhunderts wurden besonders lange (überlange) und mit in der Trachea liegendem beweglichem Teil konstruierte Kanülen von König sowie von v. Bruns entwickelt. Diese Kanülen sind als sog. „Hummerschwanzkanülen" (Abb. 12) bekannt, früher auch Krebsschwanzkanüle genannt. Bei der von König angegebenen Kanüle besteht der in der Luftröhre liegende Teil aus spiralig gewundenem Silberblech, das in einer Art Korb mit seitlichen Öffnungen endet. Die Kanüle nach v. Bruns besitzt schmale, gelenkig miteinander verbundene

Ringe bis zum Kanülenende, ähnlich den beweglichen Segmenten eines Hummerschwanzes (daher die Kanülenbezeichnung). Bei Patienten mit tiefen Trachealstenosen wird heute, vor allem auf Intensivstationen, aber eher die Rügheimer Kanüle gewählt, vor allem, wenn eine Beatmung des Patienten zu erwarten oder erforderlich ist.

4.2 Plastikkanülen

Dem tracheotomierten Patienten steht eine Palette von Kunststoffkanülen zur Verfügung (Abb. 13, 14, 15), die sich im Material, in der Form sowie im Zubehör unterscheiden. So ist es theoretisch möglich, einem Patienten in verschiedenen Situationen eine jeweils spezielle, für die Gegebenheit optimale Kanüle einzusetzen. In der täglichen Praxis läßt sich dies aber meistens nicht verwirklichen. Zwar sind auf regulären Krankenstationen in der Regel 2 bis 4 Kanülenarten vorrätig, doch ist ein mehrmaliger täglicher Kanülenwechsel häufig aus personellen Gründen nicht realisierbar.

Kunststoffkanülen werden mit und ohne aufblasbarer Manschette (Blockung, Cuff) sowie weichem und festem Material angeboten. Bei Plastikkanülen, die den Silberkanülen in Form und Ausstattung entsprechen, kann im Material zwischen Teflon, Polyvinylchlorid (feste Konsistenz) und dem silikonähnlichen Werkstoff Mediplast (elastische Kanüle) gewählt werden. Diese Kanülen besitzen eine Innenkanüle und sind nicht blockbar. Zu beachten ist, daß die Kunststoffkanülen nicht immer in allen Größen lieferbar sind (Handel, medizinische Warenhäuser) wie Silberkanülen. Während Kanülen aus Sterlingsilber und Neusilber in den Größen 0 bis 12 erhältlich sind (Kanülen nach Luer, Jackson; Fa. Karl Storz, Tübingen; Fa. Aesculap, Tuttlingen; z. T. auch Fa. Ernst Stümer, Würzburg), werden Kanülen aus PVC in den Größen 3 bis 7, solche aus Teflon und Mediplast in den Größen 8 bis 12 angeboten (Fa. Hassheider, Köln). Für Kinder stehen daher fast ausschließlich Metallkanülen zur Verfügung. Die Fa. Aesculap, Tuttlingen, liefert auch Plastikkanülen in den Größen 3–12 und 3–14 (verschiedene Modelle) sowie extralange Kunststoffkanülen der Größen 5–14.

Aufgrund des unterschiedlichen Materials ist die Wand des Kanülenrohres verschieden dick, so daß Kanülen gleicher Größenbezeichnung nicht den gleichen Innendurchmesser am Kanülenende besitzen. In der Länge weichen die Plastikkanülen nur bei den Größen 10 und 11 von Silberkanülen ab (Tabelle 6).

Tabelle 6. Kanülendurchmesser unterschiedlicher Materialien (Innendurchmesser, ID)

Größe	Sterlingsilber (ID in mm)	Teflon (ID in mm)	Mediplast (ID in mm)
7	9,0	–	–
8	9,6	10,0	10,0
9	10,3	12,0	11,6
10	11,0	13,0	12,6
11	11,6	14,0	13,6
12	12,3	15,0	14,6
	(Länge in mm)	(mm)	(mm)
7	65	–	–
8	70	70	70
9	75	75	75
10	80	85	85
11	90	87	87
12	90	90	90

Eingesetzt werden nicht blockbare Kunststoffkanülen im stationären Bereich bei Patienten nach Laryngektomie mit stabilem Tracheostoma, die wegen vermehrter Trachealsekretion mit einer Kanüle besser zurechtkommen. Dabei sollte beachtet werden, daß eine Kanüle selbst durch Schleimhautreizung eine vermehrte Sekretion hervorrufen kann! Auch werden Patienten, die wegen einer Trachealstenose sowie anderer Erkrankungen (z. B. beidseitige Recurrensparese, entzündliche und tumoröse Kehlkopfstenose) tracheotomiert wurden, mit einer Kunststoffkanüle versorgt.

Wird ein Patient mit einer Trachealkanüle einer perkutanen Radiotherapie (Behandlung mit Kobaltstrahlen, Neutronen oder schnellen Elektronen) unterzogen, ist in jedem Fall eine eventuell vorhandene Silberkanüle gegen eine Kunststoffkanüle vor der Bestrahlung auszuwechseln, da es sonst durch die Metallkanüle zu unerwünschter, unkontrollierter und dadurch nachteiliger Streustrahlung kommt. Das Zielgebiet, z. B. das ehemalige Primärtumorgebiet, könnte eventuell nicht die berechnete und erforderliche Strahlendosis erhalten, gesundes Gewebe wäre einer höheren, damit schädigenden Strahlenbelastung ausgesetzt. Ebenso käme es bei dem der Metallkanüle anliegenden Gewebe (Haut, Schleimhaut) zu schweren Verbrennungen. Eine Plastikkanüle, die ein

Patient bei Bestrahlung trägt, sollte auch keine Metallteile enthalten, z. B. am Halsschild (Verschluß der Innenkanüle).

Im häuslichen Bereich werden Plastikkanülen gerne von Dauerkanülenträgern benutzt, da diese Kanülen annähernd hautfarben oder durchsichtig sind und auch nach längerem Gebrauch nicht unansehnlich werden. Die Reinigung von Kunststoffkanülen erfolgt am besten mit warmem Wasser und Seife (Kernseife, Schmierseife) oder einem milden Spülmittel. Haushaltsreiniger sind auf jeden Fall zu vermeiden, da die in ihnen enthaltenen Lösungsmittel nicht nur die Sekretborken, sondern auch das Kanülenmaterial auflösen, vor allem wenn die Kanülen in den scharfen Reinigern eingeweicht werden (z. B. über Nacht). Die sonst glatte Kanülenoberfläche wird rauh, die ganze Kanüle kann sich total verziehen oder teilweise wegschmelzen. Sterilisieren lassen sich Kunststoffkanülen nur durch Gammastrahlen oder Ethylenoxid (Gassterilisation). Beide Verfahren sind nur in Krankenhäusern und Kliniken möglich, im häuslichen Bereich ist eine Sterilisation von Plastikkanülen nicht durchführbar. Ethylenoxid ist hochtoxisch, mit diesem Gas sterilisierte Gegenstände müssen mindestens 24 Stunden auslüften vor dem nächsten Einsatz am Menschen (z. B. auch Schläuche von Narkose- und Beatmungsgeräten). Ebenso wie scharfe Reinigungsmittel zerstört Hitze die solchermaßen behandelten Trachealkanülen aus Kunststoff, so daß es im häuslichen Bereich unterlassen werden sollte, Kunststoffkanülen im Heißluftherd zu säubern oder durch Auskochen reinigen zu wollen.

Die Kanülen aus Kunststoff werden durch diese Behandlung zerstört und unbrauchbar gemacht. Es ist auch im allgemeinen nicht erforderlich, eine Kanüle zu sterilisieren. Desinfektion oder einfache Reinigung reichen meistens völlig aus, zumal die Patienten ihre eigenen Kanülen wieder einsetzen und Hals und Trachea nicht steril sein können. Auf Intensivstationen liegen andere Bedingungen vor, hier wird eine Kanüle immer nur einmal benutzt (Einmalartikel), bei dem Kanülenwechsel wird die alte Kanüle verworfen, eine neue, steril verpackte Kanüle eingesetzt.

Eine universell verwendbare, nicht blockbare Kanüle aus Kunststoff stellt die Biesalski-Kanüle dar, die im Tracheostomie-Kanülen-Set angeboten wird, das eine Außenkanüle, zwei Innenkanülen, eine Hustenkappe, ein Sprechventil, einen Konnektor, Halteplatte sowie ein Halteband (elastisches Gummiband) enthält. Diese Kanülen gibt es mit einem Durchmesser von 4 bis 13 mm (Innendurchmesser der Kanüle), wobei der Unterschied von einer Kanülengröße zur nächsten jeweils einen Millimeter beträgt. Die Kanülengrößen sind nicht durch Nummern, sondern durch einen jeweils anders gefärbten Plastikring gekennzeichnet.

Im Anschluß an eine Tracheotomie wird vielfach eine Plastikkanüle mit Blockung eingesetzt, wobei die Kanüle etwa für 24 Stunden geblockt bleibt, damit nicht in den ersten Stunden postoperativ Tracheal-, Wundsekret oder Blut in die Lunge geraten kann, während der Patient nach dem Eingriff durch die Vollnarkose oder Prämedikation noch schläfrig und sediert ist. Die Hustenreflexschwelle ist dann deutlich heraufgesetzt oder aufgehoben, vor allem bei älteren Menschen, so daß in die Lunge geratenes Sekret sehr schnell eine Aspirationspneumonie hervorrufen kann. Ist eine kurzzeitige Nachbeatmung des Patienten über die Kanüle nicht sicher auszuschließen, eignet sich die Lanz-Kanüle (vgl. Abb. 14) sehr gut, die mit einem Niederdruck-Cuff (high volume low pressure Cuff) sowie einem genormten Ansatz am oberen Kanülenende ausgestattet ist, an den die üblicherweise verwendeten Beatmungsgeräte paßgenau angeschlossen werden können (z. B. auf Intensivstationen).

Vor allem Tumorpatienten, die prophylaktisch tracheotomiert werden (vgl. Kap. 2.1) und postoperativ für zwei bis drei Tage auf eine Intensivstation zur Überwachung der Kreislauf- und Atmungsfunktion gebracht werden, sind mit einer Lanz-Kanüle gut versorgt. Die Kanüle kann nach den Erfordernissen geblockt oder entblockt werden, der Patient kann beatmet, assistiert beatmet werden oder spontan über die Kanüle atmen, ohne daß ein Kanülenwechsel vorgenommen zu werden braucht. In den USA, gelegentlich aber auch in deutschen Krankenhäusern, findet die Shiley-Kanüle Verwendung, die mit und ohne Blockung, mit und ohne Sprechventil erhältlich ist (vgl. Abb. 15).

Zum Kanülenzubehör gehören ein Führungsstab, um das Einsetzen der Kanüle zu erleichtern, sowie Entwöhnungskappen, die die Kanüle nach außen verschließen und die Dekanülierung vorbereiten und erleichtern sollen. Diese Kappen oder Stopfen sind nur bei Sprechkanülen (s. Kap. 4.3) erlaubt und anzuwenden, wenn das die Tracheotomie fordernde Ereignis oder die Erkrankung behoben sind. Die variabel einsetzbaren Shiley-Kanülen werden unterschiedlichen Gegebenheiten gerecht. Die aus Frankreich stammende Portex-Kanüle findet auch in Deutschland weite Verbreitung, wobei sie der Lanz-Kanüle ähnelt und wie diese zur Anwendung kommt.

Die aus Polyurethan gefertigte Tracheostomiekanüle „Tracheo-Thane" eines französischen Herstellers besitzt einen justierbaren Flansch, ähnlich den Rügheimer-Kanülen sowie einen Niederdruck-Cuff und zeichnet sich durch Überlänge aus. Auch über diese Kanüle ist eine Beatmung des Tracheotomierten wegen des Ansatzstückes möglich, so daß diese Kanüle auch auf Intensivstationen eingesetzt wird. In Großbritannien und in den USA ist die Silastik-Kanüle nach Aberdeen gebräuchlich, die durch das V-förmige Kanülenschild auffällt und eine konische äußere Öffnung sowie ein abgeschrägtes unteres Kanülenende besitzt.

Die FOME-CUF-Silikon-Kanüle wird in den USA hergestellt und ist durch einen Schaumgummi-Cuff gekennzeichnet, der in der Trachea durch Feuchtigkeitsaufnahme quillt und sich der Trachealwand anatomisch exakt anmodelliert. Über diese sowie die Aberdeen-Kanüle kann die Beatmung ebenfalls erfolgen. Weitere Kanülen, die in Deutschland zwar erhältlich aber wenig gebräuchlich sind, sollen hier nur kurz erwähnt werden:

Portex-Kanüle mit McGinnis-Cuffdruck-Regulator: Bei der rechtwinklig gebogenen Kanüle geht die überschüssige Luft beim Blocken in einen Latex-Ballon, so daß der Cuff nicht übermäßig aufgeblasen werden kann (ähnlich wie bei der Lanz-Kanüle, vgl. Abb. 14).

Molnycke-Steritex NL-Kanüle: Flexibler, intratrachealer Teil, in die Kanüle eingebauter Saugschlauch.

NCC-Kanüle: Zwei Halsschilde mit Zwischenringen zum Verstellen des Cuff.

4.3 Sprechkanülen

Der Einsatz von Sprechkanülen ist nur bei erhaltenem Kehlkopf möglich und dann sinnvoll, wenn mit der Kanüle keine Luftnot auftritt. Entwickelt der Patient mit Sprechkanüle Luftnot oder entsteht Atemknappheit unter Belastung (z. B. beim Treppensteigen), so ist das Sprechventil oder besser die gesamte Innenkanüle herauszunehmen und wegzulassen. Will der Patient dann sprechen, so kann er nach Inspiration die Kanülenöffnung mit dem Zeigefinger dicht verschließen und reden. Vielen Patienten ist es daher lieber, die Sprechkanüle ohne Ventilkläppchen und Innenkanüle zu tragen, da sie so besser Luft bekommen, aber durch kurzfristiges Verschließen der Kanüle beim Ausatmen sich mit der Umgebung verständigen können.

Bei Patienten mit Sprechkanülen sollte beachtet werden, daß das Innenstück auf jeden Fall zur Nacht immer herausgenommen wird, so daß der Patient besser Luft bekommt und die Kanüle nicht verborkt wie mit Innenkanüle (geringerer Durchmesser). Ein Sprechventil ist während des Schlafens auch nicht erforderlich.

Sprechkanülen zeichnen sich gegenüber anderen Kanülen durch zwei Besonderheiten aus. Zum einen besitzen sie ein Sprechventil in Form einer Klappe (Ventilklappe), die sich beim Einatmen durch die einströmende Luft öffnet und beim Ausatmen durch den Luftstrom passiv wieder verschlossen wird. Andererseits findet sich an der konvexen Seite des Kanülenrohres im Bereich der stärksten Krümmung eine Öffnung, durch die die ausgeatmete Luft entweichen und den Kehlkopf zur Stimmbildung passieren kann. Diese Öffnung ist entweder siebartig durchlöchert (Siebkanüle) und entspricht dann der ersten, von Stoerk (19. Jahrhundert) entwickelten Sprechkanüle oder die Kanüle besitzt eine einzige große Öffnung (Loch-Kanüle). Die Innenkanülen der Sprechkanülen, ob aus Silber oder Kunststoff, sollten auch bei Siebkanülen stets eine große Öffnung besitzen. Bei einer Innenkanüle mit Sieb müßten die Löcher der Innen- und Außenkanüle bei korrekt sitzender Innenkanüle auf den Bruchteil eines Millimeters genau übereinanderliegen, denn bei gegeneinander versetzten Löchern tritt Luftnot auf. Meistens besitzen aber die Innenkanülen gegenüber der Außenkanüle ein wenig Spielraum.

Die Untersuchung von Deitmer (1984) an Silber-Sprechkanülen zeigt, daß ein Atemwegswiderstand nur in der Exspiration wirksam wird, und zwar um so mehr, je stärker die Löcher der Innenkanüle gegen die Löcher in der Außenkanüle versetzt sind – z. B. durch schlechte Paßgenauigkeit oder durch Hin- und Herrutschen der Innenkanüle. So könnte die auftretende Luftnot der Grunderkrankung oder vermutlichen Veränderungen der Trachea angeschuldigt werden. Bei Verwendung von Sieb-Sprech-Kanülen, deren Innenkanüle an der konvexen Biegung eine große Öffnung aufweist (Lochinlet), vermeidet man das Auftreten von dieser kanülenbedingten Luftnot.

Der Atemwegswiderstand von gesunden Erwachsenen beträgt 1–2 mbar·s/L, wobei etwa 50% auf den Larynx und die obere Trachea entfallen. Von Hutten und Mitarbeitern (1985) wird ein Grenzwert von 5 mbar·s/L angegeben, von dem an eine Atembehinderung klinisch wirksam wird. Die Arbeitsgruppe stellte bei ihrer Untersuchung an Kunststoff-Trachealkanülen mit Sprechventil fest, daß mit verschiedenen Sprechventilen, unterschiedlichen Hubvolumina und Atemfrequenzen bei Kanülen der Größe 10 und 11 kein erhöhter Atemwegswiderstand auftritt. Lediglich bei der Kanüle Größe 9 wurde der als Grenzwert angesehene Atemwegswiderstand erreicht. Bei einem erwachsenen Patienten mit Tracheostoma kann man folglich eine Sprechkanüle Nr. 10 einsetzen, ohne Sorge zu haben, daß Atemknappheit auftritt. Dies gilt natürlich für saubere, nicht durch Sekret eingeengte Kanülen.

Wie gezeigt wurde, kann die Siebkanüle zu erschwerter Exspiration führen; der Nachteil der Loch-Sprechkanüle besteht in vermehrter Granulationsbildung, bedingt durch den Lochrand.

Sprechkanülen werden aus Silber oder Kunststoff in der Form der regulären Kanülen (entsprechend der Luer- bzw. Stoerk-Kanüle) im Handel angeboten (vgl. Abb. 13 links). Daneben gibt es die Shiley-Kanüle als Sprechkanüle mit Sprechventil und Loch auf der konvex gekrümmten, dem Kehlkopf zugewandten Seite. Auch die kurzen, dem Rügheimer-Tubus ähnlichen, Tracheoflexkanülen (s. Kap. 4.4) sind in der Ausführung „Phonation" erhältlich und mit Sprechventil sowie mit Phonationsfenster versehen (Öffnung an der konvexen Seite am Übergang vom horizontalen zum vertikalen Schenkel).

Die Biesalski-Kunststoffkanüle wird zwar mit einem aufsteckbaren Sprechventil nach Lubbers geliefert, sie besitzt aber primär kein Fenster im Kanülenrohr. Will man eine reguläre in eine Biesalski-Sprechkanüle umwandeln, muß eine Öffnung in die konvexe Krümmung hineingeschnitten werden (z. B. mit einem scharfen Skalpell). Das ist nicht unproblematisch, denn das Loch kann eventuell nicht die richtige Lage aufweisen, der Rand ist zu scharfkantig (nicht oder unvollkommen geglättet: erhöhte Gefahr der Trachealverletzung und Granulationsbildung), oder die Kanüle wird durch Unvorsichtigkeit zerschnitten und damit zerstört. Durch Herausschneiden eines Fensters kann aus jeder Kunststoffkanüle im Prinzip eine Sprechkanüle „hergestellt" werden, auch ohne Sprechventil. In diesen Fällen muß dann der Patient beim Sprechen seinen Finger als Ventil benutzen. Es ist aber zu bedenken, daß durch eigene Manipulationen eine Kunststoffkanüle irreversibel verändert ist und nicht selten schwere, für den Patienten nachteilige, Beschädigungen aufweist.

Es ist sicher vorteilhafter, im Bedarfsfall eine kommerzielle Sprechkanüle zu verwenden. Dabei sind die Kunststoffsprechkanülen mit aufsteckbarer Sprechkappe aus Plastik oder mit aufschiebbarer Ventilklappe aus Silber (Fa. TRACOE) erhältlich. Bei Bestrahlungspatienten kann die Plastikkanüle während der Radiatio belassen bleiben, das Silberventil muß aber kurzfristig entfernt werden.

Von NCC ist eine blockbare Sprechkanüle (Pitt Speaking-Kanüle) auf dem Markt, die eine Röhre in der Kanülenwand besitzt. Durch diese wird bei Exspiration Luft geblasen, die über die Glottis entweicht. So sollen die Patienten schon auf der Intensivstation sprechen können.

4.4 Rügheimer-Kanülen

Eine besondere Art stellen die Kanülen nach Rügheimer (Abb. 17, Fa. Rüsch, Waiblingen) dar, die vor allem auf Intensivstationen gerne verwendet werden und bei tiefsitzenden Trachealstenosen geeignet sind. Diese Kanülen, die dem Prinzip der rechtwinklig abgebogenen Durham-Kanüle des 19. Jahrhunderts entsprechen, werden auch als Tracheostomie-Tubus bezeichnet, da sie einem Trachealtubus (Intubationstubus) ähnlich sind. Die Rügheimer-Kanülen werden in kurzer und langer Ausführung angeboten, wobei die Länge des aus dem Tracheostoma ragenden horizontalen Schenkels variiert; der in die Trachea ragende Teil ist bei beiden Ausführungen etwa gleich lang.

Die kurze Rügheimer-Kanüle besteht aus gewebeverträglichem Weichplastik, in dem sich zur Stabilisierung eine röntgendichte Metallspirale befindet. Diese Kanüle kann ohne und mit Blockung (Niederdruckballon – low pressure Cuff), mit und ohne sogenanntes Phonationsfenster eingesetzt werden. Bei geeigneten Patienten kann daher sogar auf Intensivstationen mittels einer geblockten Rügheimer-Kanüle dem Patienten die Möglichkeit gegeben werden, sich mit seiner Umgebung zu verständigen, z. B. mit Angehörigen oder mit pflegerischem und ärztlichem Personal, was für alle Beteiligten ein unschätzbarer Vorteil ist. Gleichzeitig werden die Vorteile einer geblockten Kanüle gerade im Intensivbereich nicht aufgegeben.

Die lange Ausführung des Tracheotomietubus nach Rügheimer wird ohne und mit Blockung geliefert, wobei zwischen dem älteren, konventionellen Cuff (der Druck der Blockung steigt proportional zur insufflierten Luft) und dem Niederdruckballon (low pressure Cuff) gewählt werden kann. Die Rügheimer-Kanüle mit Niederdruckballon ist auch ohne Metallspirale mit durchgehender Röntgenlinie erhältlich.

Die langen Rügheimer-Kanülen sind mit einem Halsschild (Halteplatte) mit Gewindering versehen, so daß damit die Lage der Kanüle und damit die Position der Blockung in der Luftröhre verändert werden kann. So kann bei kurzzeitig erforderlicher Beatmung eines Patienten durch Drehen am Gewindering die Kanüle mitsamt Blockung z. B. täglich ihre Lage ändern, so daß trotz mehrtägiger Blockung der Kanüle keine Druckschäden an der Trachealschleimhaut entstehen. Hierin liegt aber auch eine Gefahr, wenn die Rügheimer-Kanüle erst in mehrtägigen Abständen gewechselt wird (täglicher Kanülenwechsel ist zu empfehlen, bei Bedarf sogar mehrmals täglich), wobei die Blockung zwar jeweils an verschiedenen Stellen – dort dann aber jeweils über mehrere Tage liegt.

So könnte sogar eine langstreckige Trachealstenose entstehen. Die klinische Erfahrung zeigt aber, daß diese Komplikation wohl nicht auftritt und die Handhabung von Rügheimer-Kanülen meistens beherrscht wird.

Die Zusammenarbeit zwischen Intensivstation und betreuendem HNO-Arzt funktioniert im allgemeinen zum Wohl des tracheotomierten Patienten recht gut. Intubationskanülen nach Rügheimer besitzen einen Konnektor, über den ein Beatmungsapparat paßgenau angeschlossen werden oder auch eine sogenannte künstliche Nase aufgesetzt werden kann (s. Kap. 6.1.1).

Zum besseren Einsetzen der rechtwinklig abgebogenen Rügheimer-Kanülen (s. auch Kap. 5, Kanülenwechsel) wird der Kanüle ein Führungsinstrument mitgeliefert, das gleichzeitig als Absaugkatheter dienen kann.

Zur Befestigung der Silber-, Kunststoff- und Rügheimer-Kanülen am Patienten s. Kap. 5.1.

4.5 Platzhalter – Sinn und Funktion –

Platzhalter werden seit jeher in der Behandlung von Kehlkopf- und Trachealstenosen eingesetzt. Im 19. Jahrhundert sowie in den ersten drei Jahrzehnten dieses Jahrhunderts traten infektiöse Erkrankungen (vor allem Tbc, Lues) der oberen Luftwege (Nase, Pharynx, Kehlkopf und Luftröhre) wesentlich häufiger auf als in heutiger Zeit. Narbige Stenosen des Kehlkopfes und der Luftröhre waren keine Seltenheit; heute entstehen narbige und malazische Stenosen der Trachea überwiegend als Folge einer Langzeitintubation nach Polytrauma (Verkehrsunfälle!).

Ein Platzhalter hatte früher die Funktion, eine narbige Stenose nicht weiter schrumpfen zu lassen, sondern diese durch allmählich zunehmende Größen eventuell aufzudehnen (bougieren). Nach operativem Angehen einer Stenose der Trachea wurde und wird in bestimmten Fällen ein Platzhalter in das OP-Gebiet eingebracht, damit nicht wieder eine neue Narbenstenose entstehen soll.

Eine andere Indikation zum Einsatz eines Platzhalters stellt die Kehlkopfteilresektion dar, wobei heute manche Operateure in diesem Fall auf Platzhalter ganz verzichten. Bei Patienten, bei denen eine Teilentfernung des Kehlkopfes vorgenommen wird, erfolgt zu Beginn der Operation zunächst die Tracheotomie. Nach Entnahme des karzinomatösen Kehlkopfanteils und Vernähen der verbliebenen Kehlkopfstrukturen soll ein Platzhalter verhindern, daß es zu einer narbig bedingten Schrumpfung des Restkehlkopfes kommt. Auch sollen dadurch Verwachsungen in der Abheilungsphase postoperativ verhindert werden. Der Platzhalter bleibt meistens zwei Wochen in situ, die Atemwege sind während dieser Zeit durch die Tracheotomie gesichert.

4.5.1 Platzhalter nach Montgomery (T-Rohr)

Der T-förmige Platzhalter nach Montgomery (1965), wie er heute noch Anwendung findet, dient gleichzeitig als Kanüle. Das aus gewebeverträglichem, durchsichtigem Silikon hergestellte flexible T-Rohr besitzt einen kurzen und einen langen Schenkel, wobei der kurze Schenkel nach cranial zur Glottis weisen soll. Wird das T-Rohr umgekehrt eingesetzt, ragt der lange Schenkel in die Glottis oder sogar darüber hinaus, so daß bei dem Patienten nicht nur Mißempfindungen und Hustenreiz/Hustenanfälle auftreten, sondern auch an den Stimmlippen Schleimhautschäden entstehen können. Auch kann der Patient bei in der Glottis liegendem T-Rohr nicht sprechen. Es sollte daher auf die richtige Lage der Schenkel bei Anwendung eines T-Rohres sorgfältig geachtet werden!

Das aus dem Tracheostoma ragende gerade Rohr, das mit den in der Trachea liegenden Schenkeln einen rechten Winkel bildet, kann durch einen kleinen, mitgelieferten Stopfen verschlossen werden. Die Anwendung eines T-Rohres erstreckt sich bei der Behandlung einer Trachealstenose meistens über mehrere Wochen bis Monate. Das bedeutet aber, daß ein mit einem Montgomery-Platzhalter versorgter Patient mit dem T-Rohr nach Hause entlassen wird, wenn es darum geht, die Trachea im Bereich der operativ behandelten Stenose weit zu halten, solange die Narbenbildung nicht abgeschlossen ist. Die Entlassung in den häuslichen Bereich kann ohne Risiko für den Patienten erfolgen, wenn einige wenige Gesichtspunkte beachtet werden (hierzu Kap. 5.1, 6.2 und 7).

Gerade Kinder werden häufig in der Behandlung von Trachealstenosen mit einem Montgomery-T-Rohr versorgt, wobei hiermit sogar der regelmäßige Besuch einer regulären Schule möglich sein kann.

In der rekonstruktiven Kehlkopf- und Trachealchirurgie kamen T-Röhrchen bereits im 19. Jahrhundert zum Einsatz; sie wurden T-Kanülen genannt. Bekannt ist die T-Kanüle von Miculicz-Kümmell, die aus Glas gefertigt war. Um sie einzusetzen, mußten Kehlkopf und/oder Trachea längs gespalten werden; eine Tracheotomie alleine reichte nicht aus. Eine Weiterentwicklung der T-Kanüle wird von Killian beschrieben, der als Material Hartgummi oder Kautschuk verwendete und das T-Rohr aus mehreren Teilen fertigte, die zusammengenäht wurden. Bei dieser Konstruktion wurde parallel zum intratracheal gelegenen Rohr ein außen am Hals liegendes Rohr an das durch den Tracheotomiekanal ragende Verbindungsstück genäht. Trotz der so entstandenen H-Form sprach man von der T-Kanüle.

Das erste von Montgomery (1964) beschriebene T-Röhrchen bestand aus festem Acryl, so daß es in zwei Teilen gefertigt werden mußte, um es durch den Tracheotomie-Kanal in die Luftröhre einbringen zu können. Die jetzt üblichen flexiblen T-Röhrchen nach Montgomery (1965) haben sich in der Behandlung von Trachealstenosen gut bewährt.

4.5.2 Platzhalter anderer Art

In der Behandlung von subglottischen und laryngealen Stenosen wurden von Laryngologen des 19. Jahrhunderts und beginnenden 20. Jahrhunderts Bolzen verwendet, die speziellen Kanülen aufgesetzt oder aufgesteckt waren, wie z. B. die Zinn- und Bleibolzen von Schrötter oder Hartgummibolzen von Thost.

In der Weiterentwicklung der Kehlkopfchirurgie mit Möglichkeit der Kehlkopfteilresektion (z. B. Frontolaterale Teilresektion nach Leroux-Robert) bei auf eine Stimmlippe begrenztem Karzinom (T1NOMO-Tumore), kann nach Vernähen der verbliebenen Kehlkopfanteile eine narbige Stenose des Larynx entstehen. Um die Verengung zu verhindern, wurden vielfach Platzhalter nach Soerensen oder Aboulker verwendet, wobei heute Platzhalter nach Kehlkopfteilresektion nicht mehr obligat sind, die Tracheotomie wird aber zur Sicherstellung der Atemwege dabei von den meisten Operateuren noch vorgenommen.

Der Platzhalter nach Soerensen besteht aus einem mit Watte oder Mull prall ausgestopften Gummifingerling oder abgeschnittenen Finger eines Operationshandschuhs, während der Aboulker-Platzhalter aus einem oben verschlossenen Kunststoffrohr besteht, das einem auf den Kopf gestellten Reagenzglas entspricht.

Die Platzhalter werden gegen Ende der Operation in die Trachea zwischen Glottis (OP-Gebiet) und Tracheostoma gelegt, wobei die Platzhalter mit kräftigen Fäden – meistens aus Seide, die aus dem Tracheostoma herausgeleitet und um den Hals des Patienten gelegt werden – fixiert werden. Es ist besonders wichtig zu wissen, daß bei diesen Patienten die Kanüle nicht gewechselt werden darf, da sonst die Gefahr besteht, daß der Haltefaden des Platzhalters reißt und dieser in die tieferen Atemwege heruntergleitet, so daß der Patient erstickt, wenn der Platzhalter nicht schnell genug herausgeholt werden kann (gebogene Klemme, Kornzange). Lediglich die Innenkanüle darf bei diesen Patienten gewechselt werden.

Um Irrtümer, Mißverständnisse und unbeabsichtigte Fehler durch eine Verkettung unglücklicher Zufälle (z. B. ungeschulte Aushilfskräfte; Personal, das gerade aus dem Urlaub gekommen ist) möglichst auszuschließen, sollte einerseits am Bett des betreffenden Patienten ein Schild mit dem Vermerk „Kanüle nicht wechseln“ angebracht sein, andererseits ein Pflaster mit dem gleichen Hinweis auf der Brust des betreffenden Patienten kleben. Natürlich sollten auch der Patient sowie die Angehörigen entsprechend informiert sein, damit nicht aus Unwissenheit („Wir wollten doch nur die Schwester entlasten“) Unheil angerichtet wird.

Da T-Röhrchen nach Montgomery recht teuer sind und wegen der Weichheit des Materials schon nach wenigen Wechseln im Bereich des rechten Winkels des T Risse auftreten können, so daß eine weitere Benutzung nicht vertretbar ist, wird gelegentlich ein Aboulker-Platzhalter am unteren Ende gefenstert (mit einem Skalpell eine runde Öffnung hineingeschnitten). Durch das seitliche sowie endständige Loch wird dann eine reguläre, nicht blockbare Kanüle (z. B. Silberkanüle) gesteckt, so daß der Aboulker-Platzhalter auf der Kanüle „reitet“. Die Konstruktion ähnelt so den aufsteckbaren Metall- oder Gummibolzen der Jahrhundertwende und ist nicht ohne Gefahr für den Patienten und Brisanz für Ärzte und Pflegepersonal, besonders beim Kanülenwechsel. Zu empfehlen ist solch eine Konstruktion nicht. Den Patienten aus Kostengründen einem unnötigen Risiko auszusetzen, ist schon allein aus ethischen Gründen heute nicht vertretbar, ganz abgesehen von der juristischen Seite.

5

Der Kanülenwechsel

Den Kanülenwechsel sowie das Einsetzen einer Kanüle in ein Tracheostoma kann jeder erlernen. Pflegepersonal und Ärzte, die mit Kanülenpatienten befaßt sind, sollten die Handhabung von Kanülen beherrschen und auftretende Probleme lösen können, so daß Komplikationen gar nicht erst entstehen. Bei Kenntnis der Vorgeschichte des Patienten, der Grunderkrankung, der vorangegangenen Operation, bei Informationen darüber, ob der Kehlkopf erhalten oder entfernt ist, Tracheotomie oder Tracheostomie und Beachtung weniger Gesichtspunkte dürfte ein Kanülenwechsel keine Schwierigkeiten bereiten. Manche Patienten und/oder Angehörige müssen vom Pflegepersonal oder Arzt sogar angeleitet werden, den Kanülenwechsel selbst durchzuführen, bevor eine Entlassung aus stationärer Behandlung erfolgen kann (besonders Dauerkanülenträger).

Die Scheu vor einem Patienten mit Kanüle liegt wohl häufig darin begründet, daß ein „Loch im Hals“ vielen unheimlich ist. Wenn dann noch blutiges oder schleimiges Sekret aus dem Tracheostoma kommt, befällt auch medizinisch ausgebildetes Personal oft Ekel. Diese Einstellung wird aber weder dem Patienten noch der Sache gerecht. Im übrigen hat man es durch Intensität pflegerischer Maßnahmen überwiegend selbst in der Hand, ob ein Kanülenwechsel eine saubere Angelegenheit wird oder nicht.

5.1 Durchführung und praktische Hinweise

So wichtig wie der Kanülenwechsel selbst ist die Vorbereitung zu dieser Maßnahme. Eine gute und überlegte Vorbereitung erleichtert nicht nur dem Personal den Kanülenwechsel, sondern verringert für den Patienten das Risiko von Komplikationen und erspart allen Beteiligten unangeneh-

Tabelle 7. Kanülenwechsel – Vorbereitung und Ausrüstung

Erwachsene: sitzend, Kopf leicht zurückgelegt
Kinder: liegend, Kissen oder zusammengefaltete Decke unter der Schulter
Kanülenwechsel zu zweit, nicht allein vornehmen
saubere Kanüle (Zweit- oder Ersatzkanüle) bereithalten mit Halteband, Schutzkompresse, Führungsstab
gute Lichtverhältnisse (möglichst Stirnlampe)
Killian-Spekulum
Absauggerät, Absaugschlauch, sterile Absaugkatheter (verschiedene Größen)
Einmalhandschuhe
Gleitmittel für die Kanüle (fettende Salbe, Öl)
Schleimhautanästhetika (Gel, Spray)
Wasserstoffperoxyd (H_2O_2) zum Säubern des Tracheostomas
Zinksalbe/-öl, Olivenöl zum Einfetten des Tracheostomas
sterile Tupfer, Kompressen
physiologische Kochsalzlösung/Tacholiquin bei Verborkung der Trachea
starre 30°- und 70°-Optik oder flexibles Tracheo-Bronchoskop
Skalpell/Konchotom, Silbernitrat ($AgNO_3$) zum Entfernen/Ätzen von Granulationen am Tracheostomarand
gebogene stumpfe Klemme/Kornzange (bei Platzhalter nach Montgomery)

---

me Überraschungen, wie Auftreten von Hektik oder Panik. In Tabelle 7 sind wichtige Vorkehrungen vor einem Kanülenwechsel aufgeführt, wobei grundsätzlich bei jedem Kanülenwechsel immer die neue, saubere Kanüle (Ersatzkanüle) mit Halteband und Schutzkompresse, ein Killian-Spekulum sowie ein eingeschalteter Sauger mit Plastikabsaugkatheter in Reichweite vorhanden sein sollten. Ein Gleitmittel für die Kanüle (medizinisch hochgereinigtes Olivenöl, fettende Salbe) sowie ein Schleimhautanästhetikum (z. B. Xylocain-Gel, -Spray, Gingicain-Spray u. a.) werden vor allem vom Patienten beim Kanülenwechsel als angenehm empfunden.

Aus hygienischen Gründen ist der Gebrauch von Einmalhandschuhen, die nicht steril sein müssen, zu empfehlen. Ebenso ist es ratsam, einen Kanülenwechsel zu zweit durchzuführen, besonders wenn es sich um die ersten Kanülenwechsel nach Tracheotomie handelt. Eine Hilfsperson ist nicht nur für Handreichungen wertvoll, sondern kann auch bei einer unvorhergesehenen Komplikation (z. B. Blutung) schnell weitere Hilfe holen oder herbeitelefonieren, ohne daß der Patient allein gelassen wird.

Bedrohliche Komplikationen beim Kanülenwechsel, wie Blutung (vor allem aus der Schilddrüse) und Luftnot durch Zusammenfallen des Tracheostomas, oder gegeneinander Verschieben von Halsweichteilen, können immer wieder auftreten, müssen aber nicht zu dramatischen Entwicklungen führen, wenn sofort ein Helfer (Schwester oder Pfleger) zur Stelle ist und wichtiges Instrumentarium sorgfältig bereitgelegt wurde. Nervosität und Zeitverlust (Rufen nach Hilfspersonen, Suchen von Instrumenten, Saugern u. a.) können daher bei einem Kanülenwechsel vermieden werden.

Bei plastisch angelegtem Tracheostoma (Haut an den Schnittrand der eröffneten Luftröhre angenäht) ist der Kanülenwechsel einfacher und mit weniger möglichen Komplikationen behaftet als nach einer klassischen Tracheotomie. Durch den Tracheallappen nach Björk, der bei der Tracheostomie, gelegentlich auch bei der Tracheotomie, angelegt wird, kann die Kanüle meistens gut in die Trachea gleiten. Bei vielen Kunststoffkanülen wird als Zubehör ein Führungsstab mitgeliefert, der kompakt (sogenannter Obturator) oder hohl sein kann. Dieses Instrument, das am Ende konisch zuläuft oder abgerundet ist, wird wie die Innenkanülen in die Kanüle eingeführt und ragt über das Kanülenende bewußt hinaus. Bei langem und engem Tracheotomiekanal wird durch den Führungsstab der Weg zur Trachea gebahnt, so daß die Gefahr, mit der Kanüle zwischen die Halsweichteile zu gelangen (via falsa), sehr gering ist. Bestehen Schwierigkeiten, eine Silberkanüle oder Plastikkanüle ohne mitgelieferten Führungsstab einzusetzen, so kann ein Jatho-Bougie als Hilfe dienen. Es handelt sich dabei um konisch zulaufende, flexible Plastikstäbe, die eine Rinne besitzen und dadurch einen U-förmigen Querschnitt aufweisen. Sowohl die Jatho-Bougie als auch die röhrenförmigen Führungsstäbe sollen dem Patienten beim Einsetzen der Kanüle die Atmung ermöglichen. Ein hohler Führungsstab kann gleichzeitig als Absaugkatheter dienen. Im allgemeinen reicht aber der Lumenquerschnitt für die Atmung nicht aus (hoher Atemwiderstand), so daß man sich bei der Anwendung solcher Kanüleneinführungshilfen auch beeilen sollte, ohne aber nervös im Tracheostoma zu stochern, zu bohren oder die Kanüle mit Gewalt in die Trachea zu drücken.

Sollte das Einsetzen einer Kanüle bei einem tracheotomierten Patienten nicht gelingen, so kommen mehrere Ursachen in Betracht:

1. Die Kanüle ist zu groß; es soll dann die nächstkleinere Kanülengröße genommen werden.
2. Das Tracheostoma ist nach Entfernung der Kanüle geschrumpft; Abhilfe kann durch Spreizen oder Aufbougieren des Tracheostomas geschaffen werden.

3. Die Halsweichteile gleiten über das Stoma (sogenanntes Kulissenphänomen). Bei einem frisch angelegten Tracheostoma ist ein Führungsstab zu nehmen oder mit einem Killian-Spekulum sind die Halsweichteile auseinanderzudrängen (Abb. 18).
4. Die Trachealöffnung liegt tiefer als die äußere Öffnung am Hals: Es ist ein Führungsstab, ein Killian-Spekulum oder eine überlange Kanüle zu verwenden. Gegebenenfalls kann auch eine operative Stomarevision erforderlich werden.

Bei einem Kanülenwechsel sind gute Lichtverhältnisse sehr wichtig, wobei die Raumbeleuchtung meistens nicht ausreicht, sondern Licht gebündelt auf das Tracheostoma gerichtet werden sollte. Hier sollte eine Spotleuchte, am besten aber eine Stirnreflektorlampe verwendet werden. Eine Kanüle in ein dunkles Tracheostoma einzuführen, ohne zu sehen, wohin man mit dem Kanülenende gerät, ist gefährlich und dürfte nicht vorkommen.

Mit dem Killian-Spekulum oder einem anderen Spreizinstrument (vgl. Abb. 5) können durch Spreizen der Branchen über die Trachealöffnung gerutschte Halsweichteile auseinandergedrängt werden, so daß dann bei weitgehaltenem Spekulum die Kanüle durch die Branchen hindurch in die Trachea eingeführt werden kann. Bewährt hat es sich dabei, die Kanüle zunächst um 90° gedreht an das Tracheostoma zu halten und während des Vorschiebens der Kanüle diese im gleichen Tempo um ihre eigene Achse im Uhrzeigersinn zu drehen, so daß die Kanüle letztendlich in ihrer richtigen Position sitzt.

Nicht selten suchen Kanülenträger aus dem häuslichen Bereich mit der herausgenommenen oder herausgehusteten Kanüle einen Arzt oder die Ambulanz/Poliklinik eines Krankenhauses auf, da die Kanüle nicht mehr eingesetzt werden konnte. Grund hierfür ist meistens ein geschrumpftes Tracheostoma (konzentrisch, narbig bedingt). Die Schrumpfungstendenz kann so stark sein, daß schon nach etwa 15 bis 30 Minuten die Kanüle nur beschwerlich und unter Schmerzen des Patienten sowie nach etwa einer Stunde gar nicht mehr eingeführt werden kann. Meistens kommen die Patienten aber erst nach mehreren Stunden oder sogar einigen Tagen in die Klinik, wenn das Tracheostoma erheblich geschrumpft ist und der Patient eventuell schon Atemknappheit oder manifeste Luftnot, verstärkt durch Borken innen vor dem Tracheostoma, aufweist. In diesem Falle ist nach Entfernung von eingetrocknetem oder zähem Sekret aus der Trachea die größtmögliche, durch das verengte Tracheostoma passende, keine Verletzungen oder starke Schmerzen hervorrufende Kanüle einzusetzen – meistens zwei bis drei Nummern kleiner als die ursprüngliche Kanüle. Ist das Tracheostoma sehr eng und fest, so ist bei dem täglichen Kanülenwechsel in den darauffolgenden Tagen jeweils die nächstgrößere Kanüle einzusetzen und so das Tracheostoma bis zur ursprünglichen Größe wieder aufzubougieren. Die Kanüle dient sozusagen als Bougie. Der Kanülenwechsel sollte dabei zügig vorgenommen werden, d. h. die vorbereitete Ersatz- oder Zweitkanüle ist wenige Minuten nach Entnahme der gebrauchten Kanüle und Säubern des Tracheostomas einzusetzen.

Ist die Einengung des Tracheostomas eher weich, dann kann die Aufbougierung mittels Kanülen auch schneller erfolgen, z. B Wechsel der Kanülengröße zweimal pro Tag im Abstand von 10 bis 12 Stunden (Frühdienst, Spätdienst, Tagesdienst, Bereitschaftsdienst). Eine genaue Dokumentation des vorgenommenen und noch durchzuführenden Kanülenwechsels ist obligat und darf nicht fehlen. Die Dokumentation gibt die Möglichkeit zur exakten und schnellen, besseren Information und bedeutet Arbeitserleichterung für Personal sowie mehr Sicherheit für den Patienten.

Bei dem auch nur kurzfristigen Einsatz von kleinen Kanülen mit engem Innendurchmesser ist zu bedenken, daß sie schneller verborken und sich mit Sekret zusetzen, als es der Patient mit seiner großlumigen Kanüle gewohnt ist. Daher erfordern englumige Kanülen mehr Aufmerksamkeit und pflegerische Arbeit (Innenstück häufiger wechseln, häufigeres Absaugen, Luftbefeuchter oder Vernebler länger in Betrieb halten), wobei aber ein Teil der Pflege vom Patienten übernommen werden kann, wenn der Allgemeinzustand des Patienten dies zuläßt.

Bei einem Kanülenwechsel sollten stets das Tracheostoma, die umgebende Haut sowie der Tracheotomiekanal genau inspiziert werden. Nur dann können Komplikationen im Anfangsstadium erkannt und frühzeitig therapeutisch angegangen werden. Eine Infektion des Tracheostomas kann sich sehr schnell entwickeln und zu Nahtdehiszenz, Hautnekrosen im Tracheostomabereich und zur Entzündung des Trachealknorpels (Perichondritis) führen. Granulationen, vor allem am oberen Tracheostomarand, zeigen mitunter eine rasche Wachstumstendenz und können lefzenartig in das Tracheostoma ragen und den Kanülenwechsel erschweren oder unmöglich machen. Da Granulationen oft schon bei leichter Berührung bluten, beunruhigen sie den Patienten und die Umgebung (Angehörige, Pflegepersonal, fachfremde Ärztinnen/Ärzte). Kleine und kleinste Granulationen können vorsichtig geätzt werden, z. B. mit Albothyl, Silbernitrat 10%ig oder 20%ig, Trichloressigsäure, Chromsäure. Größere

Granulationen sollten besser mit einem scharfen Löffel (steril) oder Einmalskalpell nach Schleimhautanästhesie entfernt werden. Die Entfernung von Granulationen ist für den Patienten in der Regel nicht schmerzhaft, da diese Wucherungen keine sensiblen Nerven enthalten.

Liegt die Tracheotomie mehrere Tage oder sogar Wochen zurück, ist es zu empfehlen, die Trachea nach kaudal und kranial mit einer 30°- und 70°-Optik durch das Tracheostoma zu inspizieren, ob durch die Kanüle Schäden an der Trachealschleimhaut zu entstehen drohen oder bereits entstanden sind.

Die richtige Fixierung einer Trachealkanüle um den Hals des Patienten ist wichtig. So wird bei zu locker sitzender Kanüle die Entstehung von Granulationen durch Hin- und Herrutschen beim Husten und Atmen gefördert. Ebenso kann nach starkem Hustenstoß die Kanüle teilweise oder ganz ausgehustet werden und das Tracheostoma erheblich einengen oder sogar vollständig verlegen. Bei Kindern, deren Trachea einen kleinen Querschnitt aufweist und das Tracheostoma englumig ist, wurden Todesfälle durch Ersticken aufgrund einer teilweise oder ganz herausgehusteten Trachealkanüle beschrieben (sogenannte Dislokation der Kanüle; Stoll et al. 1987).

Andererseits darf die Kanüle nicht zu fest um den Hals des Patienten geknüpft sein und stramm in der Trachea stecken. Druckulzera, Schleimhautblutungen und eine tracheo-ösophageale Fistel wären die Folge und werden leider immer wieder gesehen. Darüber hinaus kann es durch ein zu fest gebundenes Halteband zu einer Einschnürung des Halses kommen vor allem bei fettreichen, weichen Hälsen, mit venöser Stauung oder Lymphstau. Auch wird bei einem plastischen Verschiebelappen, Schwenklappen oder gefäßgestieltem myopektoralen Insellappen, der zur Defektdeckung eines großen Defektes im Mund- und Halsbereich angelegt wurde, durch ein zu enges Kanülenhalteband, das quer über den Lappen oder Lappenstiel verläuft, die Blutversorgung abgedrückt, so daß ein Teil oder der ganze Lappen nekrotisch werden kann.

Einigen Kanülen wird ein elastisches, stufenlos verstellbares Halteband mitgeliefert. Erfahrungsgemäß wird dieses elastische Band am Patienten zu eng eingestellt; bei anfangs korrekter Lage zieht es sich aber durch Bewegung des Patienten nach einiger Zeit etwas zusammen, ebenso wenn es durch Sekret naß wird, so daß es dann zu eng wird, was vom Kanülenträger anfangs sogar als angenehm empfunden werden kann. Andererseits verliert das Gummiband seine Elastizität, wenn es einmal feucht oder naß geworden ist, so daß es damit unbrauchbar wird. Unter dem breiten Gummiband schwitzt die Haut, Mazeration und Entzündungen treten leicht auf. Auch ist das Band zu hart und scheuert bei Kopfbewegungen, so daß die Haut zusätzlich mechanisch geschädigt werden kann. Aus diesen Gründen sollte auf das elastische Gummiband ganz verzichtet werden.

Auch der von einem elastischen Netzschlauch umgebene Schaumgummistreifen mit Klettverschluß weist keine Vorteile auf, der Verschluß kann sogar als ein Schwachpunkt und Unsicherheitsfaktor angesehen werden.

Wird fortlaufender Tamponadestreifen (2,5 cm breit) gewählt, sollte dieser doppelt gelegt werden, damit sich der dünne Streifen beim Binden nicht zu einer abklemmenden Schnur zusammenzieht. Zu empfehlen ist neben fertig verpacktem Kanülenhalteband auch Wäscheband, das Verpackungen einiger Kanülen beigegeben ist, oder vom Meter in der benötigten Menge abgeschnitten werden kann.

Wie fest soll das Band um den Hals des Patienten geknotet werden? Zwischen Kanülenhalteband und Hals soll der Patient oder eine Hilfsperson, die bei dem gesamten Kanülenwechsel zur Stelle ist, zwei Finger halten, wenn geknotet wird. Das Kanülenband soll dabei glatt und ohne Wellen zu werfen auf den Fingern liegen, diese dann aber auch nicht einschnüren.

Es ist sehr wichtig, daß *immer mehrere Knoten* geknüpft werden, so daß die Kanüle möglichst absolut sicher sitzt. Es wäre sehr leichtsinnig, eine Kanüle nur durch einen Knoten und eine Schleife zu fixieren, wie beim Zuschnüren der Schuhe. Eine Schleife löst sich leicht von selbst bzw. durch Bewegung des Patienten und beinhaltet damit die Gefahr des unbeabsichtigten Herausgleitens oder Heraushustens der Kanüle mit Luftnot oder sogar Erstickung.

Vor dem Wiedereinsetzen von Kunststoffkanülen sollen diese auf Beschädigungen und Materialermüdung hin untersucht werden, besonders bei Dauerkanülenträgern. So wurden auch von Jensen und Pedersen (1988) Brüche und Einrisse zwischen Kanülenrohr und Halsschild bei Kinder-Plastikkanülen mitgeteilt. Um der Entstehung einer gefährlichen Situation vorzubeugen, sollten daher bei Kindern Kunststoffkanülen nur einen Monat im Dauergebrauch sein und die kleinen, empfindlichen Kanülen dann durch eine neue Plastikkanüle ersetzt werden. Mit Silberkanülen tritt dieses Problem bei Dauerkanülenträgern nicht auf.

Der Kanülenwechsel der in Kapitel 4.5.1 beschriebenen T-Kanüle nach Montgomery erfolgt aufgrund der völlig anderen Konstruktion auch in anderer Weise. Zum Herausnehmen des Platzhalters ist an dem aus dem Tracheostoma ragenden Röhrchen unter Absaugbereitschaft

(Reizung der Trachea mit resultierenden Hustenanfällen) mit sanfter und gefühlvoller Kraft zu ziehen, am besten mit den Fingern (Handschuhe!). Instrumente beschädigen die recht weichen und empfindlichen Silikonröhrchen sehr leicht. Vor dem Wiedereinsetzen der Montgomery-Platzhalter müssen diese daher auf Beschädigungen, besonders Risse im Bereich des T-Winkels, sehr sorgfältig und genau untersucht werden.

Es wird immer wieder über Patienten berichtet, bei denen während des Herausziehens des T-Röhrchens der nach vorne ragende Schenkel abreißt (durch vorbestehenden kleinen Riß im rechten Winkel) und der in der Trachea verbliebene Teil in die tieferen Atemwege abrutscht, so daß innerhalb weniger Sekunden eine für den Patienten sehr bedrohliche Notfallsituation entsteht, die sich sogar tagsüber in einer Klinik unter günstigen Bedingungen (Intubations- und Bronchoskopiebesteck griffbereit, Anästhesist erreichbar, Operationssäle verfügbar und mit Schwestern besetzt) kritisch zuspitzen kann.

Vor dem Einsetzen eines T-Röhrchens sollte die Luftröhre mit einem Schleimhautanästhetikum (nach Allergie fragen!) eingesprüht werden, da die Trachea stark gereizt werden kann, was den Patienten unnötig belastet. Zunächst wird der längere Schenkel des T, der nach kaudal zeigt, eingesetzt, sodann der etwas kürzere, zur Glottis weisende Schenkel unter leichtem bis energischem Druck in die richtige Lage gedrückt. Hierzu ist meistens eine stumpfe, gebogene Klemme oder Kornzange als Hilfsmittel erforderlich. Montgomery (1965) empfiehlt sogar, mit den Fingern die beiden in der Trachea liegenden Schenkel zusammenzulegen und sie so durch das Tracheostoma in die Trachea zu bringen. Das T-Rohr reagiert aber auf mehrfaches übermäßiges Dehnen und Knicken mit einer frühen Materialermüdung, d. h. es stellen sich schnell Risse ein und machen damit das T-Röhrchen unbrauchbar.

Montgomery-Platzhalter sind im Vergleich zu Kanülen recht dickwandig, d. h. die Luftröhre wird nicht unerheblich eingeengt. Schon wenig Sekret und Schleim können das Röhrchen verlegen, vor allem am unteren Ende – zumal die Enden ein wenig nach innen abgeschrägt sind. So kann sich leicht zwischen Trachealwand und Röhrchenende Sekret ansammeln und weiterer Schleim agglomerieren. Das bedeutet aber, daß Patienten mit T-Röhrchen noch öfter abgesaugt werden müssen als andere Kanülenpatienten. Zum Absaugen muß der aus dem Tracheostoma ragende Schenkel vorsichtig nach oben gebogen werden, damit man mit dem Plastikabsaugkatheter den rechten Winkel überwinden und in die tieferen Trachealabschnitte gelangen kann. Ebenso sind das Anfeuchten der Atemwege (Inhalator, Kaltvernebler) sowie die medikamentöse

Verflüssigung des Schleimes bei Patienten mit T-Röhrchen unverzichtbar.

5.2 Juristische Aspekte zum Kanülenwechsel

Der Kanülenwechsel wird vielfach als ärztliche Tätigkeit angesehen – gilt aber im juristischen Sinne nicht als Eingriff, wie z. B. die invasiven Maßnahmen einer intravenösen Injektion oder i.v.-Applikation von Kontrastmittel. Zur Durchführung des Wechsels einer Trachealkanüle gibt es keine grundsätzliche höchstrichterliche Entscheidung. Der Kanülenwechsel kann daher auf Pflegepersonal übertragen werden, wobei aber wichtige Gesichtspunkte Berücksichtigung finden müssen. Entscheidend sind hier: Höhe des Risikos des Kanülenwechsels für den Patienten und Qualifikation der Pflegekraft. Dies besagt, daß bei geringem Risiko für den Patienten (z. B. eingenähtes, stabiles Tracheostoma) und gutem Ausbildungsstand der Pflegekraft ein Kanülenwechsel durchaus auf die Krankenschwester/den Pfleger übertragen werden kann. Liegt im umgekehrten Fall bei dem Kanülenwechsel ein hohes Risiko vor und ist die Pflegekraft im Wechsel einer Trachealkanüle ungeübt und mit Kanülenpatienten nicht vertraut, so wäre es fahrlässig, den Kanülenwechsel von dieser Mitarbeiterin/diesem Mitarbeiter allein durchführen zu lassen.

Zwischen beiden dargelegten Fällen gibt es Kombinationen und Übergänge, die fließend sind. Es besteht demnach eine gewisse Grauzone zwischen im juristischen Sinn korrektem Handeln (vertretbare Übertragung des Kanülenwechsels auf Pflegepersonal) und fahrlässigem Handeln. In vielen Fällen wird die Sachlage nicht eindeutig sein, die Entscheidung ist dann Ermessenssache.

Grundsätzlich sollte beim Kanülenwechsel vom Personal kein Risiko eingegangen oder in Kauf genommen werden – in der Hoffnung, es werde schon nichts passieren. Bei stationären Patienten kann ein Trachealkanülenwechsel unter kundiger Anleitung aber auch von Unerfahrenen vorgenommen werden, so z. B. von Schwesternschülerinnen/-schülern im Rahmen ihrer 3jährigen Ausbildung.

Im häuslichen Bereich ist der Kanülenwechsel von Mitarbeitern karitativer Einrichtungen, Gemeindeschwestern oder Mitarbeitern von Sozialstationen grundsätzlich nicht durchzuführen – es sei denn, die Betroffenen besitzen nachweislich die Qualifikation für einen Kanülenwechsel.

Auch für Angehörige von Kanülenpatienten kann die Situation juristisch kritisch werden, den Kanülenwechsel vorzunehmen, z. B. bei tiefliegendem oder sehr engem Tracheostoma, so daß der Wechsel der Kanüle mit einem erhöhten Risiko verbunden ist. In diesem Fall sollte besser der betreuende Arzt (Hausarzt, HNO-Arzt, Klinikambulanz, Poliklinik) zum Zwecke des Kanülenwechsels aufgesucht werden.

6

Die Pflege des Tracheostomas

So wichtig wie die Tracheotomie zur Behebung einer Luftnot ist, so entscheidend ist die Pflege des Tracheostomas in den darauffolgenden Tagen und Wochen zur Vermeidung einer Wundinfektion und Wundheilungsstörung. Durch exakte Operationstechnik und sorgfältiges Anlegen eines Tracheostomas wird zwar die Tracheostomapflege erleichtert, aber nicht unnötig.

Die pflegerische Versorgung eines Stomas fällt überwiegend in den Bereich des Pflegedienstes, wobei aber auch behandelnde Ärzte und die Angehörigen des tracheotomierten Patienten mit einbezogen werden sollten. Gerade bei Tracheotomierten überschneiden sich die Grenzen verschiedener Zuständigkeitsbereiche; Teamarbeit ist hier erforderlich und wird sich für den betroffenen Patienten positiv auswirken.

6.1 Stationärer Patient

Ein Patient wird im allgemeinen in einem Krankenhaus tracheotomiert, prophylaktisch vor Tumoroperationen im Kopf-Hals-Bereich oder bei Luftnot unterschiedlicher Ursache (vgl. Kap. 2.1).

Die Notfalltracheotomie am Straßenrand, die immer wieder bei Diskussionen erwähnt wird, dürfte eher die große Ausnahme bleiben und sollte heute nicht mehr vorkommen, da sie mit zu vielen Komplikationen behaftet ist. Im respiratorischen Notfall wird man zunächst die Intubation versuchen; wenn diese nicht möglich ist, gilt es, die Koniotomie unter Zeitdruck als ultima ratio durchführen (vgl. Kap. 2).

Nach dem erfolgten Eingriff zur Sicherstellung der Atemwege wird der tracheotomierte Patient zur Überwachung und Versorgung stationär geführt. Abhängig von der Allgemeinsituation erfolgt die Betreuung entweder auf einer Intensivstation oder einer peripheren Station (reguläre

Krankenstation). Hinsichtlich der Tracheostomapflege ergeben sich einige Unterschiede, die durch die verschiedenen Situationen bedingt sind.

6.1.1 Patienten auf Intensivstationen

Auf Intensivstationen trifft man im Verhältnis zur Patientenzahl relativ viele tracheotomierte Patienten an. Oft ist die Mehrzahl der Patienten tracheotomiert, sei es wegen zu erwartender Langzeitbeatmung, zur besser durchführbaren Bronchialtoilette oder prophylaktisch bei Patienten mit ausgedehnten Tumorresektionen im Kopf-Hals-Bereich, die postoperativ zur Überwachung der Herz-Kreislauf-Funktion für einige Tage auf die chirurgische oder internistische Intensivstation verlegt worden sind; ebenso Patienten auf kieferchirurgischen Intensivstationen.

Intensivpatienten an sich erfordern bereits ein erhöhtes Maß an pflegerischer Leistung im Vergleich zu Patienten auf peripheren (regulären) Stationen. Bei Tracheotomierten kommen zusätzliche Gesichtspunkte in der Pflege hinzu. Viele Intensivpatienten müssen beatmet und wegen Schmerzen oder Unruhe sediert werden, oder sind wegen der Grunderkrankung (neurologische Erkrankung, Hirntumor, Schädel-Hirn-Trauma) nicht ansprechbar. Diese Patienten können dann bei der Pflege des Tracheostomas nicht mithelfen.

Sehr wichtig ist das häufige Absaugen von Tracheotomierten; auch bei Patienten, die beatmet werden. Nicht selten sammelt sich am Kanülenende in der Trachea Schleim an, der dann nicht abgehustet werden kann und bei Hustenstößen in der Trachealkanüle liegenbleibt oder hin- und herpendelt.

Die Befeuchtung der Trachealschleimhaut stellt bei beatmeten Patienten meistens kein großes Problem dar. Wundsekret vom Tracheotomiekanal sowie Trachealsekret wird meistens in den ersten Tagen nach Tracheotomie reichlich gebildet und sammelt sich um das Tracheostoma, besonders bei geblockter Kanüle, an. Da die Patienten auf Intensivstationen überwiegend flach auf dem Rücken liegen oder der Oberkörper nur leicht angehoben ist, bildet sich häufig ein richtiger Sekretsee am Tracheostomarand. Abhilfe kann hier nur Absaugen schaffen, d. h. nicht nur in die Kanüle hineinsaugen, sondern auch an der Kanüle vorbei in den Tracheotomiekanal hineinsaugen. Die dritte abzusaugende Region stellt die Mundhöhle dar, in der sich meistens viel Sekret und Speichel ansammeln, den die Patienten nicht schlucken können. Überdies sind Intensivpatienten meistens mit einer Magensonde (transnasal) versorgt, die einen Fremdkörperreiz darstellt, so daß die Schleimhäute im Nasen-Rachen-Bereich ebenfalls vermehrt sezernieren.

Um das Tracheostoma trocken zu halten, werden meistens Kompressen um die Kanüle gelegt. Hier stehen kommerzielle Schlitzkompressen (10×10 cm) oder die Metalline-Tracheo-Kompressen zur Verfügung. Es ist ebenso möglich, eine reguläre, sterile Mullkompresse y-förmig einzuschneiden und um die Kanüle zu legen. Da sich die Kompressen recht schnell mit Sekret vollsaugen und bei Anwendung von Verneblern oder Luftbefeuchtern bei nichtbeatmungsbedürftigen Patienten zusätzlich feucht oder sogar naß werden, bildet sich eine feuchte Kammer zwischen Kompresse und Tracheostoma, so daß eine Infektion dadurch begünstigt wird. Aus diesem Grund wird vielerorts die Trachealkompresse ganz weggelassen, zumal es auch personell im allgemeinen nicht möglich ist, die Trachealkompresse etwa jede Stunde zu wechseln.

Wird die Kanüle ohne Trachealkompresse getragen, liegt der Plastikschild der Halshaut direkt auf, so daß sich Schwitzwasser bildet, das die Haut reizt und letztlich mazeriert. Wenn auf eine um die Kanüle gelegte Schlitzkompresse verzichtet wird, sollte aber unter das Halsschild links und rechts des Tracheostomas eine in der Mitte gefaltete Kompresse gelegt werden, so daß das Plastik keinen Kontakt mit der Haut bekommt. Diese Kompressen sind dann aber ebenfalls häufig am Tag zu wechseln.

Bei spontan atmenden Patienten mit Trachealkanüle muß ein Ultraschallvernebler oder Luftbefeuchter neben dem Patienten in Betrieb sein, und zwar möglichst dauernd (rund um die Uhr), um die Trachea feucht zu halten. Die Befeuchtung der Atemwege wird bei Nichttracheotomierten über die Schleimhäute der Nase und Nasenmuscheln besorgt und ist entscheidend für die Fließfähigkeit des Trachealsekrets sowie für den mukoziliaren Transport. Eingeatmete Staubpartikel werden im Trachealsekret aufgefangen und der Schleim durch Bewegungen der Zilien der Schleimhaut in Richtung des Rachens transportiert. Diese wichtigen, die Trachealschleimhaut reinigenden Vorgänge kommen beim Tracheotomierten zum Erliegen, wenn die Atemluft und damit die Trachealschleimhaut nicht angefeuchtet werden.

Hier sind Personal und Ärzte in der Zwickmühle: Einerseits soll die Haut um das Tracheostoma trockengehalten werden, andererseits soll stets ein Luftbefeuchter in Betrieb sein, der auf das Tracheostoma gerichtet ist und nicht selten den Schlafanzug des Patienten und die Bettdecke durchfeuchtet. Sind die Ziele trockenes Tracheostoma und feuchte Trachealschleimhaut unvereinbar, muß eine Forderung fallengelassen werden?

Die Forderungen stellen auf den ersten Blick einen Widerspruch in sich dar, lassen sich aber in der Praxis durchaus vereinbaren, auch unter Berücksichtigung der angespannten personellen Situation in Kliniken.

Die Haut um das Tracheostoma eines Intensivpatienten soll regelmäßig weiträumig eingefettet werden, z. B. mit medizinischem, säurefreiem Olivenöl, Zinköl oder Zinksalbe. Vor allem hat sich Zinksalbe auch bei Patienten mit multiplen Allergien bewährt und kann getrost mit einem Holzspatel dick aufgetragen werden.

Intensivpatienten liegen entweder unbekleidet im Bett oder tragen ein vom Krankenhaus gestelltes Nachthemd (OP-Hemd), so daß die Sorge, die eigene Nachtwäsche könne durch das Hautfett verdorben werden, entfällt. Bei gut eingefettetem Tracheostoma kann einerseits ohne große Bedenken ein Kaltvernebler/Luftbefeuchter eingesetzt werden, andererseits auch eine Trachealschutzkompresse verwendet werden ohne erhöhte Gefahr einer Stomainfektion. Man darf aber nicht den Fehler begehen, die Trachealkompresse zu lange um die Kanüle liegenzulassen, in der vermeintlichen Gewißheit, das Tracheostoma sei ja gut eingefettet. Zum einen ist das Trachealsekret in Verbindung mit zusätzlicher Feuchtigkeit (Vernebler) gegenüber der Haut sehr aggressiv, zum anderen hält der künstliche Fettfilm auch nicht so lange, wie es wünschenswert wäre. Im Zweifelsfalle sollte daher auf eine Trachealkompresse ganz verzichtet werden.

So wichtig wie das Einfetten der Haut ist das oben beschriebene Absaugen von Sekret, das sich zwischen Kanüle und Tracheostomarand ansammelt. Als dritte Maßnahme, die das Pflegepersonal entlastet, ist die Anwendung der „künstlichen Nase" zu nennen. Diese Feuchtigkeits- und Wärmeaustauscher können den Kanülen aufgesteckt werden, an die auch ein Beatmungsgerät oder eine Sauerstoffsonde angeschlossen werden können. Der Patient atmet dann durch speziell aufgerolltes Papier oder ein Vlies, so daß besonders die Feuchtigkeit in der Luftröhre bleibt.

Während die „künstliche Nase" eingesetzt ist, kann das Gerät zur Befeuchtung der Atemluft abgeschaltet werden. Verschiedene Modelle werden kommerziell angeboten, Mallinckrodt Foam Nose, Portex HME, Dameka HME u. a., wobei die Wärme- und Feuchtigkeitsaustauscher eine unterschiedliche wasserspeichernde Kapazität besitzen. Für den praktischen Gebrauch sind die Modelle besonders interessant, die einen Absaugkanal besitzen, durch den abgesaugt werden kann, ohne daß die „künstliche Nase" abgenommen zu werden braucht. Die „künstlichen Nasen" sind nicht für jeden Patienten geeignet und sollten auch nicht den ganzen Tag getragen werden, da eine vermehrte Atemarbeit erforderlich ist und Trachealsekret nicht abgehustet werden kann. Dieses kann sich vor und in der „künstlichen Nase“ ansammeln und zur Luftnot führen.

Aus obigen Ausführungen ist ersichtlich, daß ein Kanülenpatient auf einer Intensivstation arbeitsintensiv ist, häufiges Absaugen erforderlich ist (Mund, Kanüle, Tracheostoma), jeweils mit neuen, sterilen Absaugkathetern, mehrmals täglich der Sitz der Kanüle kontrolliert werden muß, der Sitz des Haltebandes zu prüfen ist (straff oder zu locker). Andererseits können durch regelmäßige, sorgfältige pflegerische Maßnahmen eine Mazeration der Haut, Stomainfektion, Nahtdehiszenz im Stomabereich, Granulationsbildung und schwere Komplikationen verhindert werden, die zudem eine intensivere Pflege zu ihrer Beseitigung nach sich ziehen. So wäre nichts gewonnen, im Gegenteil. Pflegepersonal und Ärzte hätten dann mehr Arbeit, der Patient wäre unzufrieden und müßte Nachteile in Kauf nehmen, z. B. eine längere Hospitalisierung. Eine interessierte Krankenschwester bzw. Krankenpfleger wird es nicht zu Komplikationen kommen lassen, sondern Ehrgeiz in einem sauberen, reizlosen Tracheostoma zeigen, was der Patient, seine Angehörigen und nicht zuletzt die behandelnden Ärzte zu danken wissen.

Als häufige Komplikation nach Tracheotomie findet sich eine Infektion des Tracheostomas. Nach Dayal und Elmasri (1986) steigt die Infektionsrate linear mit der Dauer der vorangegangenen Intubation. Auf diese Komplikation wird später eigens eingegangen (s. Kap. 6.3).

Eine Blutung aus dem Tracheostoma sowie subkutanes Emphysem treten unterschiedlich häufig auf, beunruhigen die Umgebung, so daß ein HNO-Arzt zu Rate gezogen wird. Eine venöse oder arterielle Blutung tritt meistens nach einigen Wochen durch Arrosion auf, eine blutig tingierte Sekretion und blutiger Schleim dagegen sind in den ersten Tagen nach einer Tracheotomie nicht zu vermeiden und kein Grund zur Beunruhigung. In Zweifelsfällen sollte aber nicht gezögert werden, das Tracheostoma durch einen HNO-Arzt inspizieren zu lassen.

Ein Hautemphysem ist immer unnatürlich und sollte Anlaß zur Ermittlung der Ursache geben. Nach Tracheotomie kann ein Hautemphysem folgende Ursachen haben:

- Hautnähte zu eng um die Kanüle gelegt.
- Kanüle mit Jodoformtamponade umwickelt bzw. Tracheotomiekanal zu fest austamponiert.
- Patient hustet bei ungeblockter Kanüle viel.

Probleme können auf Intensivstationen besonders adipöse Patienten bereiten, die bei kurzem dicken Hals häufig ausgeprägte Fettwülste submental aufweisen (Doppelkinn). In Hautfalten bildet sich Schwitzwasser, das zur Mazeration der Haut führt, die wiederum eine Infektion begünstigt. Auch kann sich ein Fettwulst schürzenartig über das Tracheostoma bzw. die Kanüle legen. Diese Patienten bedürfen daher einer besonderen pflegerischen Aufmerksamkeit. Alle Hautfalten des Halses müssen sorgfältig mit Öl oder Salbe eingerieben werden.

Beim Kanülenwechsel ist der Kopf dieser Patienten von einer Hilfsperson nach hinten zu überstrecken und die Halshaut eventuell noch zusätzlich anzuspannen. Das Tracheostoma kann bei manchen sehr adipösen Patienten nur durch ein eingesetztes Killianspekulum offengehalten werden.

Das Absaugen der tracheotomierten Beatmungspatienten auf Intensivstationen ist unter besonderen Vorkehrungen durchzuführen. Es hat sich als vorteilhaft erwiesen, kurz vor dem Absaugen des Tracheobronchialbaumes den Anteil an Sauerstoff zu erhöhen oder mit reinem Sauerstoff zu beatmen.

Der sterile Absaugkatheter ist bei abgeschaltetem Sauger in die Bronchien vorzuschieben. Erst beim Zurückziehen des Saugschlauches ist der Sauger in Funktion zu setzen. Längeres Verweilen des Saugkatheters sollte unterbleiben, damit sich der Katheter nicht an der Schleimhaut festsaugt. Allgemein gilt, daß ein Saugvorgang nicht länger als 15 Sek. dauern soll. Bei Beatmungspatienten ist Sterilität strikt einzuhalten (Händedesinfektion, sterile Handschuhe, steriles Instrumentarium); das Absaugen sollte von mindestens zwei Personen vorgenommen werden, eine dritte Hilfskraft für Handreichungen wird sicher als vorteilhaft angesehen.

Jeder, der einen Patienten tracheobronchial absaugt, sollte wissen, daß nicht selten kardiovaskuläre Komplikationen auftreten. Es kann sowohl zu tachykarden (Erhöhung der Herzfrequenz, des Blutdruckes, des Herzzeitvolumens durch Ausschüttung von Katecholaminen) als auch bradykarden Herzrhythmusstörungen (plötzlicher Blutdruckabfall bis zum Herzstillstand) kommen. Die Reizleitung des Herzens reagiert bei erhöhtem PCO_2 (durch Hypoxie) empfindlicher auf eine Reizung des N. vagus, z. B. durch Absaugen der Trachea/Bronchien (mechanische Irritation).

6.1.2 Patienten auf regulären Stationen

Wenn die intensive Überwachung von tracheotomierten Patienten, z. B. nach großen operativen Eingriffen, nicht mehr erforderlich ist, werden die Patienten auf eine periphere (reguläre) Station verlegt. Viele Patienten besitzen dann noch eine Kanüle, der Verschluß des Tracheostomas kann meistens erst zu einem späteren Zeitpunkt erfolgen.

Die Erfahrung hat gezeigt, daß außer beim Personal von HNO-Stationen auf Stationen anderer Fachrichtungen eine gewisse Scheu vor einem Tracheostoma besteht. An das „Loch im Hals“ wagen sich dann nur wenige heran. Bei Beachtung einiger wichtiger Gesichtspunkte sind aber Komplikationen und Zwischenfälle nicht zu erwarten. Auf regulären Stationen liegen im Vergleich zur Intensivstation eher günstigere pflegerische Bedingungen vor, da der tracheotomierte Patient bei der Pflege des Tracheostomas mithelfen kann.

Die Anfeuchtung der Atemluft ist immer wieder erste und wichtigste Maßnahme bei Tracheotomierten. Patienten regulärer Stationen sind meistens mobil und gehen gern in der Umgebung der Klinik spazieren, so daß sie längere Zeit über Tag zu trockene Luft einatmen. Die Folge ist dann eine verborkende Tracheitis, die zu großen Problemen führen kann. Die trockene, hochrote, entzündete Schleimhaut blutet bei Hustenstößen leicht; Blutkrusten bilden sich, an die sich zäher, eingedickter Schleim anlagert.

So entstehen große Borken, die das Trachealllumen fast völlig verlegen können und zu Erstickungsanfällen führen. Bei In- und Exspiration des Patienten kann man die stenosierenden Borken regelrecht hören und am typischen Pfeifen erkennen („akustische Diagnosestellung“). Nach Entfernung der Kanüle ist die Trachea mit einem kleinen Kehlkopfspiegel indirekt oder einem flexiblen Bronchoskop bzw. einer starren 30°/70°-Optik einzusehen und der genaue Sitz der Borke zu bestimmen, wenn diese nicht schon nach Herausnahme der Kanüle vom Patienten spontan abgehustet worden ist. Zu lösen sind Trachealborken durch Einträufeln von steriler physiologischer Kochsalzlösung unter Absaugbereitschaft, der Tacholiquin beigefügt sein kann (Verdünnung des Tacholiquin 1 : 10); am einfachsten in einer Luer-10er-Spritze:

1 ml Tacholiquin, dann auf 10 ml mit Kochsalz auffüllen. Absaugbereitschaft bedeutet, daß ein Absaugkatheter bei eingeschaltetem Absauggerät an oder vor das Tracheostoma gehalten wird, um hochgehustetes Sekret und Borken sofort absaugen zu können, so daß nichts davon wieder von dem Patienten bei nachfolgender tiefer Inspiration eingeatmet werden kann. Der Schleim kann nämlich hin- und herrutschen und Unbehagen hervorrufen. Gelegentlich wird empfohlen, medizinisches Olivenöl (hochgereinigt, säurefrei) oder ölige Nasentropfen bei borkiger Tracheitis in das Tracheostoma zu träufeln und die trockene Trachea so

mit einem Fettfilm zu versehen, damit die Schleimhaut nicht so leicht blutet.

In Unkenntnis oder um es besonders gut zu machen wird dann aber häufig zu viel Öl in das Tracheostoma gegeben („Viel hilft viel"), so daß das Öl in die tiefen Atemwege läuft und aspiriert wird. Dies ist nicht ungefährlich, da leicht eine Lipidpneumonie entstehen kann (Wilhelm, Molter 1988), die lebensbedrohlich werden kann, uncharakteristische Symptome zeigt und nicht einfach zu diagnostizieren ist. Sogar nach Anwendung von öligen Nasentropfen sind Lipidpneumonien beschrieben worden. Auf die Möglichkeit einer Lipidpneumonie, hervorgerufen durch Aspiration von Öl, mit dem das Tracheostoma eingefettet wird, weist bereits Wessely (1942) in seinem Lehrbuch hin. Nach seiner Erfahrung tritt diese Pneumonie gelegentlich auf, ist aber sehr schwer zu diagnostizieren, was auch heute noch gilt.

Hinsichtlich des Absaugens von Kanülenpatienten besteht bei vielen Schwestern, Pflegern, aber auch Ärzten verschiedener Fachrichtungen Ungewißheit, wie tief man absaugen darf. Hierzu kann gesagt werden, daß es ein zu tiefes Absaugen im Prinzip nicht gibt, beim tiefen Eingehen mit einem am Ende abgerundeten flexiblen Absaugkatheter dürfte eigentlich kein Schaden angerichtet werden. Der Patient wird aber meistens stark husten, was die Anwesenden häufig erschreckt, so daß weiteres Absaugen unterlassen wird. Was beim Absaugen zu berücksichtigen ist und welche Komplikationen auftreten können, wurde bereits im vorangegangenen Kapitel beschrieben.

Wie aus Tabelle 5 hervorgeht, sind die Kanülen Erwachsener 8 bis 9 cm lang, d. h. man muß den Absaugkatheter etwa 9 bis 10 cm durch die Kanüle vorschieben, um in die Trachea zu gelangen und vor dem Kanülenende angesammeltes Sekret absaugen zu können.

Weitere 4 bis 5 cm kann der Katheter nach kaudal geschoben werden, bevor die Teilungsstelle der Luftröhre in die Hauptbronchien erreicht ist (Bifurkation, Carina). Wurde die Kanüle bereits vor dem Absaugen herausgenommen, so kann der Absaugkatheter bis zu 15 cm vorgeschoben werden. Gelegentlich ist das tiefe Eingehen bei festsitzendem zähen Sekret oder Borken erforderlich. Bei Vorliegen einer borkigen Tracheitis (Tabelle 8) sollte möglichst folgendermaßen vorgegangen werden: Atemluft besonders stark anfeuchten (althergebrachte Bronchitiskessel besser als Kaltvernebler), zusätzlich inhalieren, am besten mit Emser Sole (keine Kamille verwenden, da sie austrocknende Wirkung auf Schleimhäute hat!), schleimverflüssigende Medikamente oral einnehmen, reichlich Flüssigkeit zu sich nehmen (Tee, Mineralwasser, Säfte; möglichst *keinen Alkohol*).

Tabelle 8. Borkige Tracheitis

Ursache	Trockene Luft (geheizte Räume) zu geringe Flüssigkeitsaufnahme
Pathogenese	Verminderte Schleimproduktion der Trachealschleimhaut Eindickung des Sekrets gestörter mukoziliarer Transport
Befunde	Trockene, gerötete Schleimhaut diffuse, kleinfleckige Schleimhautblutungen zähes Sekret blutige Schleimborken Blutkrusten Superinfektion (der Borken)
Therapie	Atemluft anfeuchten Inhalieren mit Emser Sole, Bepanthen vermehrte Flüssigkeitszufuhr (trinken) Einnahme von schleimverflüssigenden Medikamenten Antibiotikum Borken mit Kochsalzlösung bzw. Kochsalz/Tacholiquin-Mischung lösen

Die zusätzliche Gabe eines Antibiotikums ist meistens erforderlich und sinnvoll.

Auf regulären Stationen haben tracheotomierte Patienten eher das Bedürfnis, mit ihrer Umwelt in Kontakt zu treten als auf Intensivstationen. Da ohne Sprechkanülen das Sprechen nicht möglich oder nicht verständlich ist, können die Patienten nur schriftlich ihre Wünsche äußern. Es sollten daher ein Notizblock mit Bleistift, abwischbare Plastiktafel mit Filzstift o. ä. Schreibutensilien zur Verfügung gestellt werden oder von den Angehörigen der Patienten mitgebracht werden.

Bei Kindern liegen andere Verhältnisse vor. Einerseits können Kindergarten- und Vorschulkinder nicht schreiben, andererseits können sie oft mit der regulären Kanüle gut sprechen; die Stimme klingt dann lediglich heiser, überhaucht und kraftlos. Dies liegt daran, daß die Trachea von Kindern noch englumig ist, so daß die kleinen Kinderkanülen gerade hineinpassen. Diese Kanülen besitzen im allgemeinen keine Blockung, so daß beim Ausatmen Luft an der Kanüle vorbei und über den natürlichen Weg an den Stimmlippen vorbeiströmen kann. Bei Kindern mit Trachealkanülen ist besondere Sorgfalt und Aufmerksamkeit geboten. Kinder schenken ihrer Kanüle meistens selbst wenig Beachtung, gewöhnen sich sehr schnell an die Kanüle und fühlen sich dadurch kaum beeinträchtigt. Die englumigen Kinderkanülen verborken aber sehr schnell, so daß leicht Luftnot entsteht, die sich durch in- und exspiratorischen Stridor bemerkbar, hörbar macht. Befinden sich Kanülenkinder auf einer Station, sollten Pflegepersonal und Ärzte mit „einem Ohr" bei diesen Kindern sein. Die Verborkung kann bei Kindern kaum vermieden werden, da sie nicht still im Bett liegen, sondern im Zimmer, Spielzimmer und auf der gesamten Station herumlaufen und spielen. Zwar sollte die Raumluft des Zimmers eines Kanülenkindes durch entsprechende Geräte ausreichend angefeuchtet sein (die Luftbefeuchter müßten zu diesem Zweck eigentlich Tag und Nacht laufen), doch ist es häufig schwer, ein Kind stets im Zimmer zu halten.

Bei Kindern mit Kanülen muß daher häufiger die Kanüle tagsüber abgesaugt, eventuell mehrmals gewechselt werden, besonders bei Verborkung, öfter als dies bei Erwachsenen erforderlich ist. Kanülenkinder fordern Wachsamkeit des Pflegepersonals und Pflege, spüren aber sichtlich vermehrte Zuwendung und danken sie auf vielfältige Weise. Da besonders bei nicht schulpflichtigen Kindern im allgemeinen ein Angehöriger als Begleitperson (Mutter, Vater, Großmutter) ebenfalls stationär aufgenommen wird, können Schwestern und Pfleger die Begleitperson zu einigen pflegerischen Maßnahmen anlernen, so daß das Pflegepersonal entlastet werden kann.

Wie Kanülenträger peripherer Stationen bei der Visite immer wieder schriftlich kundtun, wird von Schwestern oder Ärzten die Kanüle zu fest um den Hals geknüpft. Dies geschieht wohl meistens aus Sorge, die Kanüle könne herausgleiten, wenn der Patient umherläuft. Zwar sind die Kanülenpatienten auf der regulären Station sehr mobil und verlassen auch die Station, oft ohne um Erlaubnis zu fragen und sich abzumelden, so daß sie sich der Aufsicht und Überwachung entziehen. Doch drückt und reizt eine zu enge Kanüle stark und führt zu kleinen Wunden, Hautablederungen und frühzeitig zu Druckulzera, auch wenn die Kanüle anfangs nicht so fest zu sitzen scheint.

Die Kanülenhaltebänder aus Schaumgummi mit Klettverschluß sind bei Patienten auf regulären Stationen nicht geeignet, da der Verschluß nicht sicher genug ist für Tracheotomierte, die nicht ständig im Bett liegen, sondern Aktivitäten entwickeln. Der Klettverschluß kann sich zu leicht von selbst lösen, und sei es nur auf einer Seite, so daß die Kanüle teilweise oder ganz herausrutscht oder ausgehustet wird. Gummiband, auch wenn es breit ist, erscheint nicht günstig, da es sich nach einiger Zeit bei Bewegung zusammenzieht und dann zu stramm sitzen kann. Pflegepersonal neigt dazu, das Gummiband möglichst mehrmals nach

Kanülenwechsel wieder zu benutzen, während die Kanüle jedesmal erneuert wird. Grund: Gummiband besitzt Häkchen, die in Schlitze des Kanülenschildes eingehängt werden können, so daß die Befestigung schneller vor sich geht. Ein einige Stunden getragenes Gummihalteband ist meistens vom Schwitzen feucht, schmutzig und daher Bakterienträger, auch bei Patienten auf regulären Stationen. So können rasch Hautinfektionen auftreten. Um eine Kanüle am Patienten zu befestigen, sollte deshalb am besten Wäscheband verwendet werden (vgl. Kap. 5.1), da es mehr Vorteile als Nachteile besitzt.

Nachteil des verknoteten Wäschebandes: Die Kanüle kann bei akuter Luftnot, z. B. durch Borken bei Tracheitis, nicht in Sekundenschnelle vom Patienten oder Pflegepersonal/Arzt herausgenommen werden. Bei entsprechenden Patienten sollte daher eine Verbandschere (keine spitze Schere) griffbereit auf dem Nachttisch oder Beistelltisch liegen. Die Schere sollte der Patient auch bei sich tragen, wenn er sich im Aufenthaltsraum befindet oder zu Untersuchungen in anderen Kliniken unterwegs ist.

6.2 Ambulanter Patient

Ist die stationäre Behandlung eines Kanülenpatienten nicht länger erforderlich, erlaubt aber die Grunderkrankung (die zur Tracheotomie führende Erkrankung) nicht das Dekanülement, so wird der Patient mit Tracheostoma nach Hause entlassen. Voraussetzung ist allerdings, daß der tägliche Kanülenwechsel gewährleistet ist. Dieser kann entweder im häuslichen Bereich des Patienten erfolgen (s. Kap. 7), beim Hausarzt oder täglich in der Ambulanz bzw. Poliklinik einer HNO-Klinik vorgenommen werden.

Ein tracheotomierter Patient sollte erst dann in die ambulante Versorgung entlassen werden, wenn die lokalen Verhältnisse am Tracheostoma es erlauben, d. h., das Tracheostoma sollte stabil sein, mit entweder plastisch angelegtem Stoma oder ausreichend epithelisiertem Tracheotomiekanal. Zu fordern ist ebenfalls, daß ein reizloses Stoma ohne Infektion und ohne Granulationen vorliegt. Eine erhebliche borkige Tracheitis ist Grund genug, den tracheotomierten Patienten stationär zu halten. Der den Patienten entlassende Stationsarzt sollte sich darüber im klaren sein, daß schnelle Hilfe zu Hause bei Notfällen oder Zwischenfällen meistens nicht gewährleistet ist, bei plötzlich auftretender Luftnot aber wenige Minuten entscheidend sein können. Die Angehörigen sind im allgemeinen dann zu aufgeregt, um dem Patienten wirksam helfen zu können.

Zu berücksichtigen ist vor Entlassung sicher auch die geographische Lage der Wohnung des Kanülenpatienten zur Klinik. Wohnt ein Patient nur wenige Minuten von der Klinik entfernt oder verkehrsgünstig zur Klinik, kann eine Entlassung schon einmal eher ins Auge gefaßt werden als bei Tracheotomierten, die außerhalb einer Stadt in ländlich strukturierten Gebieten wohnen. Da es bei Tracheotomierten um die Gewährleistung der Atemwege, also um vitale Funktionen geht, ist jedes Risiko einer frühzeitigen Entlassung aus stationärer Behandlung zu vermeiden. Das Risiko gilt sowohl für den Patienten (Gefahr der Luftnot bis zum Erstickungstod) als auch für den verantwortlichen Arzt (Haftpflicht, Regreß, Staatsanwaltschaftliches Ermittlungsverfahren).

Eine weitere Voraussetzung zur Entlassung in die ambulante Betreuung ist die apparative Ausstattung (s. Kap. 7.1). Es muß sichergestellt sein, daß der Kanülenpatient inhalieren und sich absaugen kann.

Der ambulante Kanülenwechsel ist im Prinzip so vorzunehmen wie unter stationären Bedingungen und erfolgt bei Erwachsenen im Sitzen, bei Kindern im Liegen. Für Vorbereitung und Durchführung des Kanülenwechsels auch ambulanter Patienten gelten die Ausführungen im Kapitel 5.1.

Häufig vollzieht sich ein ambulanter Kanülenwechsel schnell, einfach und unproblematisch, besonders bei reizlosem, weitem, stabilem Tracheostoma.

Bei adipösen Patienten mit kurzem dicken Hals, bei engem Tracheostoma, bei Vorliegen einer ösophagotrachealen Fistel, bei tumorbedingt oder operationsbedingt verzogenem Tracheostoma kann aber der Kanülenwechsel auch erheblich erschwert sein, so daß bei diesen Patienten der Kanülenwechsel im häuslichen Bereich nicht zu empfehlen ist und ggf. der Hausarzt oder betreuende Arzt (s. Kap. 7.5) hinzugezogen werden sollte.

Ambulant geführte Kanülenpatienten kommen gelegentlich mit der Kanüle in der Tasche in die Klinik, da die Kanüle nach ein- bis mehrstündigem Weglassen durch Schrumpfung des Tracheostomas nicht mehr paßt. Häufig gelingt es dann, die Kanüle durch Dehnen des Tracheostomas mit einem Killian-Spekulum wieder einsetzen zu können. Manchmal ist das Stoma zu sehr verengt, so daß eine englumigere Kanüle genommen werden muß. In diesem Fall ist zu erwägen, ob der Patient nicht besser stationär aufgenommen wird, bis die ursprüngliche Kanülengröße wieder paßt und um auszuschließen, daß eine andere Ursache zur Verengung im Tracheostomabereich oder der Trachea geführt hat (Tumorprogredienz bzw. -rezidiv bei an einem Tumor operierten Patienten, Granulationsbildungen, malazische Trachealstenose, ein die Trachea einengender Ösophagustumor, Schilddrüsenvergrößerung).

In der Versorgung des ambulanten, tracheotomierten Patienten ist häufig neben dem Kanülenwechsel auch ein Verbandswechsel erforderlich. Hier sind es vor allem Patienten nach großen tumorchirurgischen Eingriffen, die prophylaktisch tracheotomiert wurden und mit liegender Kanüle ambulant bestrahlt werden oder Wundheilungsstörungen und eine Hypopharynx- bzw. Pharynxfistel aufweisen, so daß der Tracheostomaverschluß kurz- oder mittelfristig, gelegentlich sogar langfristig nicht möglich ist. Besonders bei Patienten mit einer Fistel ist der Verbandswechsel wichtig und sollte möglichst 2mal täglich erfolgen, da durch die Fistel meistens viel Speichel in den Verband fließt. In der Regel erfolgen morgens ein Kanülen- und Verbandswechsel in der Klinik (Poliklinik, Ambulanz), die zweite Versorgung wird dann von der Gemeindeschwester oder Sozialstation übernommen und in der Wohnung des Patienten meistens am Nachmittag durchgeführt. Wichtig ist auch bei ambulanter Pflege, das Tracheostoma möglichst trocken und sauber zu halten, die umgebende Haut einzufetten (medizinisches Olivenöl, Penatencreme, Zinksalbe, Bepanthensalbe) und darauf zu achten, ob Veränderungen gegenüber den Vortagen aufgetreten sind (Hautrötung, Druckulus, Nahtdehiszenz, übelriechendes Sekret).

Die ambulante Versorgung von Kanülenpatienten wird überwiegend von niedergelassenen HNO-Ärzten oder in einer HNO-Klinik erfolgen, da hier beim Kanülenwechsel auftretende Komplikationen schnell und fachgerecht angegangen werden sowie Fragen der Patienten und Angehörigen zufriedenstellend beantwortet werden können. Darüber hinaus sind aber auch viele Allgemeinmediziner und Ärzte anderer Fachrichtungen (z. B. Kinderärzte) im Umgang mit Kanülenpatienten vertraut.

6.3 Das infizierte Tracheostoma

Als typische Komplikation nach Tracheotomie stellt sich nicht selten eine Infektion des Tracheostomas ein. Diese ist im allgemeinen nicht gefährlich, stellt aber eine Belastung für den Patienten dar – verzögert weitere therapeutische Maßnahmen sowie ein geplantes Dekanülement und führt zur Verlängerung des stationären Aufenthaltes des tracheotomierten Patienten. Für einen ambulant geführten Patienten bedeutet ein infiziertes Tracheostoma oft Grund zur Hospitalisierung.

Zur Entzündung können verschiedene Ursachen führen, allein oder in Kombination:

1. Mechanische Reizung des Tracheostomas durch das Kanülenschild.
2. Irritation und Mazeration der normalerweise trockenen Halshaut durch Trachealsekret.
3. Bakterielle Infektion/Superinfektion durch Bronchialsekret.

Eine Trachealkanüle stellt stets einen Fremdkörper dar, auch die heute verfügbaren Kanülen aus weichem, gewebefreundlichem Kunststoff. Sitzt die Kanüle nicht exakt, so scheuert sie nicht nur an der Trachealschleimhaut, sondern auch der Kanülenschild außen am Hals. Schnell entstehen an der Haut Fissuren, Epitheldefekte, Ablederungen mit Hautrötung und Schmerzen. Auch zu schmale und zu enggebundene Kanülenhaltebänder führen zu diesen Erscheinungen, zumal die Kanüle bei jeder Kopfdrehung, bei jedem Schluckvorgang und jedem Hustenstoß bewegt wird.

Die normalerweise trockene Halshaut wird durch Trachealsekret, Speichel und ständige Feuchtigkeit schnell wund mit den typischen Zeichen einer Entzündung (rubor, calor, dolor: Rötung, Überwärmung, Schmerzen).

Um entstehende Entzündungen frühzeitig zu erkennen, ist es daher wichtig, das Tracheostoma beim Kanülenwechsel sorgfältig zu inspizieren. Dies sollte täglich möglichst von derselben Person vorgenommen werden, um den Vergleich zum Vortag zu haben und den Verlauf besser beurteilen zu können. In der Praxis läßt sich diese Forderung oft nicht optimal durchführen, bedingt durch Urlaub, Krankheit und Schichtdienst des Personals. Es wäre aber von Vorteil für den Patienten, wenn der Kanülenwechsel häufig von einem Erfahrenen vorgenommen würde und Mitarbeiter angeleitet würden, so daß die Kontinuität beim Kanülenwechsel und der Beurteilung des Tracheostomas gewahrt bleiben.

Entzündungen durch physikalische (Scheuern des Kanülenschilds) und chemische Reize (Sekret, Speichel) können durch Beseitigung der Schädigungsursache meistens relativ schnell behoben werden. Lokale Pflege des Tracheostomas mit einer fettenden Salbe, z. B. Babysalbe/Creme, Bepanthensalbe, oder mit Antiseptika, z. B. Betaisodona-Salbe, Braunodermsalbe, genügt häufig schon. Auf Intensivstationen sind tracheotomierte Patienten wegen der Grunderkrankung nicht selten abwehrgeschwächt. So kann sich hier eher als bei Tracheotomierten einer peripheren Station eine bakterielle Infektion des Tracheostomas entwickeln, wie auch eine bronchopulmonale Infektion. Dayal und El Masri (1986) stellten fest, daß eine Infektion des Tracheostomas bei Intensivpatienten um so eher zu erwarten ist, je länger die Patienten vor der Tracheotomie intubiert waren. Hauptproblemkeim stellt immer wieder Pseudomonas aeruginosa dar, der gegen die meisten Antibiotika resistent ist. Vor Beginn einer Antibiotika-Therapie sollten in jedem Fall ein Abstrich zur mikrobiologischen Untersuchung und Erstellung eines Antibiogramms erfolgen. Ebenso kann ein nach Gram gefärbtes Direktpräparat angefertigt werden zur schnellen Information, ob es sich um grampositive oder gramnegative Kokken und/oder Stäbchen handelt (Feidt et al. 1987). Das Grampräparat erfordert in der Beurteilung aber eine gewisse Erfahrung. Bei einer Fehlinterpretation kann dann eventuell ein gegen die Erreger nicht wirksames Antibiotikum zur Anwendung kommen.

Eine manifeste bakterielle Tracheostoma-Infektion sollte sowohl lokal mit Antiseptika (Wasserstoffperoxid 3%ig, Betaisodona) als auch systemisch mit einem Antibiotikum (möglichst nach Antibiogramm) therapiert werden.

Bei Pseudomonas-Infektionen müssen die bewährten Wirksubstanzen Azlocillin, Piperacillin und die pseudomonaswirksamen Cephalosporine intravenös verabreicht werden; die neuen Gyrasehemmer können i.v. und oral gegeben werden, sollten aber für schwere und mit anderen Mitteln therapieresistente Infektionen in Reserve gehalten werden.

Bei Patienten mit gleichzeitiger Bronchopneumonie findet man im Bronchialsekret und Tracheostomaabstrich eine annähernd identische Keimbesiedlung, so daß in diesen Fällen das infizierte Tracheostoma als Folge der Infektion der tieferen Atemwege angesehen werden kann. Durch Behandlung der Bronchopneumonie wird auch die Folgeerkrankung mittherapiert.

Bei einer Stomainfektion mit Beteiligung der Trachea kommt vielfach Clindamycin zur Anwendung, dem eine gute Knochen- und Knorpelgängigkeit zugeschrieben wird (gute Penetration des Antibiotikums in Knochen- und Knorpelgewebe mit hoher lokaler Konzentration).

Vor Einsatz eines Antibiotikums ist stets eine Allergie gegen die Wirksubstanz anamnestisch auszuschließen. Bei Patienten mit Penicillinallergie und Pseudomonas-Infektion sind lokale Maßnahmen besonders wichtig, systemisch kann man bei Wirkungslosigkeit von Clindamycin letztendlich auf die Gyrasehemmer ausweichen.

Die Frage einer prophylaktischen Antibiotikagabe nach Tracheotomie wird kontrovers diskutiert. Bei über längere Zeit beatmeten Patienten, bei denen auch mit einer Aspiration von Sekret gerechnet werden muß, ist ein Antibiotikum sicher erforderlich. Da bei diesen Patienten Anaerobier eine große Rolle spielen, muß dann mit einem anaerobierwirksamen Antibiotikum kombiniert werden. Hier sind die oral (über Magensonde) und i.v. zu verabreichenden Substanzen Metronidazol und Clindamycin Mittel der Wahl.

Bei einer Tracheostomie mit sauberen lokalen Verhältnissen und unauffälligem bronchopulmonalem Befund (z. B. wegen beidseitiger Rekurrensparese) ist ein Antibiotikum entweder entbehrlich, oder der Operateur entschließt sich zur Kurzzeitprophylaxe (eine Kurzinfusion kurz vor Beginn der Operation, die zweite und dritte i.v.-Gabe 8 bzw. 16 Stunden nach erfolgtem Eingriff). Eine sich dennoch entwickelnde Tracheostoma-Infektion müßte bei dem täglichen Kanülenwechsel bemerkt werden und kann dann gezielt nach Abstrich und Antibiogramm therapiert werden.

Die klinische Erfahrung zeigt, daß die intravenöse oder orale Verabreichung eines Antibiotikums über Wochen eine Infektion nicht verhindern kann, sondern zur Keimselektion, zum Erregerwechsel und zum Wachstum von schwer therapierbaren Erregern führt. Hier sind es dann vor allem therapieresistente Hospitalkeime, die Probleme bereiten (Werner 1983). Hauptproblemkeime stellen Pseudomonas aeruginosa und andere Pseudomonasarten dar, die gegen die meisten Antibiotika resistent sind. Ebenso gehören Klebsiella, Enterobacter, Citrobacter, Acinetobacter, Enterokokken und Staphylococcus aureus zu den Hospitalkeimen. Auch wird das Wachstum von Pilzen, vor allem Candida-Arten, durch eine lange Antibiotikatherapie unzweifelhaft gefördert.

Bei einem infizierten Tracheostoma sollte ein Antibiotikum überlegt und gezielt (Abstrich, Antibiogramm) eingesetzt werden. Stellt sich nach einigen Tagen keine Befundbesserung ein, ist ein nochmaliger Abstrich zu entnehmen, um die Wirksamkeit des Chemotherapeutikums zu überprüfen (Antibiogramm). Meistens muß dann das Antibiotikum gewechselt werden, besonders bei Resistenz des Erregers gegen das bisher eingesetzte Antibiotikum, sowie bei einem Erregerwechsel.

Die beste Prophylaxe vor einer Infektion des Stomas nach Tracheotomie besteht nach Johnson (1985) in dem Anfeuchten der Atemluft, dem sorgfältigen Entfernen von Trachealsekret und dem guten Sitz der Trachealkanüle.

Eine nicht ausreichend therapierte Infektion eines Tracheostomas kann auf den Trachealknorpel übergreifen und zur Perichondritis führen (Denecke 1971). Die Entzündung des Knorpels wird gefürchtet, da sie nur sehr schwer therapiert werden kann und auch unter hochdosiertem i.v.-Einsatz moderner Antibiotika eine Einschmelzung oder Erweichung der Trachea mit daraus resultierender malazischer Trachealstenose die Folgen sind.

Die Wahrscheinlichkeit einer bronchopulmonalen Infektion mit nachfolgender Entzündung des Tracheostomas kann auch durch eine sorgfältige Mundpflege gering gehalten werden, da die für anaerobe Infektionen der unteren Atemwege verantwortlichen Keime in den Interdentalräumen und Gingivaltaschen zu finden sind. Hier sind vor allem die gramnegativen Bacteroidesarten zu nennen sowie die grampositiven Aktinomyzeten und verschiedene Propionibakterien, Lactobazillen, Peptokokken, Peptostreptokokken und Clostridien (Werner 1983). Hier zeigt sich die Wichtigkeit einer sorgfältigen Mundpflege, die auf Intensivstationen vom Pflegepersonal übernommen werden muß. Tracheotomierte auf peripheren Stationen sollten dringend angehalten werden, Mundhygiene selbst durchzuführen.

7

Tracheotomierte im häuslichen Bereich

Bei Tracheotomierten im häuslichen Bereich handelt es sich um Dauerkanülenträger, die über Monate oder zeitlebens eine Kanüle tragen müssen. Hier sind es Säuglinge und Kleinkinder mit Kehlkopf-Papillomatose, Kinder mit Trachealstenosen, meistens im Ringknorpel-Bereich, sowie Erwachsene mit beidseitiger Recurrensparese, Patienten nach Tumoroperationen, wenn wegen ödematöser Schwellungen im Schlund und Kehlkopf das Dekanülement noch nicht möglich war und bei Patienten mit inoperablen Tumoren oder Tumorrezidiven im Mund-Hypopharynx-Kehlkopfbereich. Meistens sind es Erwachsene, die im häuslichen Bereich eine Kanüle tragen.

Diese Patienten sollten wissen, daß eine Kanüle auch Nachteile und unerwünschte, aber unvermeidbare Nebeneffekte besitzt. So segensreich die Sicherstellung der Atemwege durch Tracheotomie angesehen werden kann, so unangenehm können die Nachteile durch das Tragen einer Kanüle sein (Tabelle 9). Jede Kanüle stellt einen Fremdkörper dar, darauf wurde bereits in den vergangenen Kapiteln mehrfach hingewiesen (mechanische Irritation der Trachealschleimhaut, Scheuern am Tracheostomarand, Infektion u. a.).

Folgende Nebeneffekte, man könnte auch von „Nebenwirkungen" sprechen, treten durch das Tragen einer Kanüle auf und stehen besonders bei Kanülenpatienten im häuslichen Bereich oft im Vordergrund:

- Schluckbeschwerden, Schluckstörungen,
- Geruchs- und Geschmacksverlust,
- Verschlucken von Luft bei der Nahrungsaufnahme,
- Schwierigkeiten bei Stuhlgang und Verstopfung durch fehlende Bauchpresse.

Wie kommen Schluckstörungen beim Tracheotomierten zustande? Hinter der Trachea verläuft die Speiseröhre; die Tracheahinterwand besteht aus Bindegewebe, so daß die Blockung einer Kanüle eine Vorwölbung in

Tabelle 9. Begleiterscheinungen nach Tracheotomie

Schluckstörungen
- Kanüle stellt einen Fremdkörper dar, behindert die Mitbewegung der Trachea beim Schlucken
- Impression des Ösophagus durch die Blockung einer Kanüle
- fixierte Trachea durch eingenähtes Tracheostoma (plastisch angelegtes Tracheostoma)
- erhöhte Aspirationsgefahr

Geruchs- und Geschmacksverlust
- Atemstrom geht nicht am Riechepithel vorbei
- gustatorisches Riechen entfällt

fehlender Glottisschluß
- Bauchpresse kann nicht angesetzt werden:
  Schneuzen nicht möglich
  Druckausgleich bei Tubenkatarrh nicht möglich
  Schwierigkeiten beim Stuhlgang

der Speiseröhre verursachen und diese dadurch einengen kann. Umgekehrt können natürlich große Bissen, die verschluckt werden, die Luftröhre von der Rückseite her einengen und damit zu Luftnot führen, bis hin zum sogenannten Bolustod (durch schlecht zerkaute Fleischbrocken, Verschlucken von ganzen Früchten bei psychiatrischen Patienten oder in suizidaler Absicht).

Nicht nur durch die anatomischen Gegebenheiten, sondern auch durch die Anlage eines epithelisierten Tracheostomas selbst entstehen Schluckbeschwerden. Beim Schluckvorgang wird die Luftröhre nach oben gezogen. Wird die Trachea bei einer Tracheostomie in die Halshaut eingenäht und damit fixiert, resultiert daraus ein ungünstiger Einfluß auf die pharyngeale Phase des Schluckaktes (Nash 1988). Die sonst erfolgte Anhebung von Larynx und Trachea nach oben unter die Zungenwurzel ist dann erheblich eingeschränkt, der Kehlkopfeingang wird beim Schlucken unvollständig verschlossen. So ist einmal das Schlucken durch die fixierte Trachea erschwert, andererseits verschlucken sich die Patienten leicht, die Aspirationsgefahr ist groß. Daneben sollten Globusgefühl und Schluckstörungen anderer Ursache auch bei Kanülenpatienten durch Erhebung einer exakten Anamnese differentialdiagnostisch abgegrenzt werden (Jahnke 1990).

Geruchs- und Geschmacksstörungen von Tracheotomierten kommen nicht etwa durch eine Funktionseinschränkung oder den Ausfall der Geruchs- und Geschmacksnerven zustande, sondern sind dadurch bedingt, daß die Atemluft durch das Tracheostoma direkt in die Luftröhre und Lungen gelangt, so daß der Atemstrom mit den darin enthaltenen Duftstoffen nicht am Riechepithel vorbeistreicht. Da über die Zunge lediglich die Geschmacksqualitäten süß, sauer, salzig und bitter wahrgenommen werden, alle anderen vermeintlichen geschmacklichen Komponenten in Wirklichkeit gerochen werden („Gustatorisches Riechen" nach Güttich), so schmeckt alles gleich fade, es fehlt dem Tracheotomierten beim Essen das Aroma. Ähnliches empfindet auch der nicht Tracheotomierte, der durch Schnupfen eine völlig verlegte Nasenatmung hat. Die Geruchs- und Geschmacksnerven sind bei Tracheotomierten im allgemeinen vollständig intakt und funktionstüchtig, so daß der Patient nach dem Dekanülement sofort die gewohnten Geruchs- und Geschmacksempfindungen wieder wahrnehmen kann. Eine Ausnahme stellen Patienten dar, bei denen eine neurologische, neurochirurgische Grunderkrankung vorliegt mit Störung des Geruchs- und Geschmackszentrums oder Läsion der Geruchs- und Geschmacksnerven.

Kanülenpatienten verschlucken beim Essen und Trinken in unterschiedlich starkem Maße Luft, die in den Magen gelangt und Beschwerden verursacht, zumindest aber ein Unwohlsein hervorruft. Vermeiden läßt sich diese unerwünschte Nebenwirkung der Tracheotomie nicht vollständig, man kann aber die Menge verschluckter Luft gering halten, indem man sich bei der Nahrungsaufnahme Zeit läßt. Da bei tracheotomierten Patienten der Glottisschluß nicht möglich ist, kann die Bauchpresse nicht eingesetzt werden. So kann bei einer Erkältung mit Tubenkatarrh der Druckausgleich durch Pressen nicht durchgeführt werden, ebenso ist das Schnäuzen kaum möglich. Darüber hinaus haben die Patienten oft Schwierigkeiten beim Stuhlgang. In diesen Situationen muß kurzfristig auf Medikamente zurückgegriffen werden. Die langfristige Einnahme von abschwellenden Nasentropfen und Abführmitteln sollte aber vermieden werden, weil dadurch anatomische (Nasenschleimhaut!) und funktionelle Störungen hervorgerufen werden, die dann oft schwer zu therapieren sind.

7.1 Apparative Ausstattung

Vor Entlassung aus stationärer Behandlung muß gewährleistet sein, daß der Tracheotomierte zuhause eine apparative Grundausstattung vorfindet. Diese wird entweder vom jeweiligen Stationsarzt per Rezept verordnet und von Angehörigen oder Sozialarbeitern von Sozialstationen/Gemeindeschwester besorgt bzw. von dem medizinischen Warenhaus in die Wohnung des Patienten geliefert. Ist abzusehen, daß eine Tracheotomie nur kurz- oder mittelfristig für wenige Monate erforderlich ist, werden von vielen Geschäftsstellen der Krankenkassen kostenintensive Großgeräte, z. B. eine elektrische Absaugpumpe, leihweise zur Verfügung gestellt.

Eine Ersatzkanüle in der Größe, die regulär getragen wird, sowie eine zweite Kanüle eine Nummer kleiner, sollte der Tracheotomierte zuhause in gereinigtem Zustand bereitliegen haben. Die kleinere Kanüle ist dann wichtig, wenn beim Kanülenwechsel das Tracheostoma konzentrisch geschrumpft ist, so daß die ursprüngliche Größe nicht mehr paßt. Eine etwas englumigere Kanüle paßt dann aber meistens gut und sichert die Atemwege, stabilisiert das Tracheostoma und gibt dem Patienten Beruhigung, so daß keine Nervosität oder Panik aufkommen können. Der Weg zur nächsten Klinik oder zum betreuenden Arzt, z. B. Hausarzt oder HNO-Arzt, kann auf diese Weise ohne große Sorge überbrückt werden.

Verbandsmaterial, Kompressen und Reinigungsmittel für die Kanülen sollten in ausreichender Menge vorrätig sein, ebenso wie Hautschutzmittel (Babyöl, fettende Salbe).

Kanülen sollten zunächst unter Leitungswasser abgespült und von Krusten und zähem Sekret befreit werden, das Kanülenlumen sollte mit zylinderförmigen, schmalen Bürsten gereinigt werden. Silberkanülen können im Wasserbad ausgekocht und so sterilisiert werden, Plastikkanülen dürfen nicht erhitzt werden. Diese sind in handwarmem Seifenwasser (Flüssigseife, Spülmittel) zu reinigen. In Seifenlösungen gehen Bakterien auch zugrunde, so daß Plastikkanülen nach dem Reinigungsvorgang zumindest desinfiziert sind. Bei eingenähtem, eingeheiltem reizlosem Tracheostoma genügt eine saubere, desinfizierte Kanüle völlig, um einer Infektion des Stomas oder der Trachea vorzubeugen. Sowohl leihweise zur Verfügung gestellte als auch gekaufte Inhalatoren und Luftbefeuchter besitzen ein steriles Schlauch- und Leitungssystem. Beim Nachfüllen der Apparate ist darauf zu achten, daß sterile Lösungen verwendet werden, wie es auch unter stationären Bedingungen der Fall ist. So können bronchopulmonale Infektionen weitgehend vermieden werden.

Die Entsorgung von verbrauchtem Verbandsmaterial kann die Patienten vor Probleme stellen. Durch Blut, Wundsekret und Trachealschleim verschmutztes Verbandsmaterial, gebrauchte Kompressen und Absaugkatheter sollten nicht den Hausmüll belasten, sondern in eigens dafür vorgesehenen Plastiksäcken gesammelt werden, wie es auch in Krankenhäusern der Fall ist.

Wo läßt der Patient den Sondermüll?

Dieses Problem ist im Einzelfall mit der Apotheke, über die das Verbandsmaterial bezogen wird oder mit dem betreuenden Arzt bzw. Gemeindeschwester/Sozialstation zu besprechen und nach den entsprechenden Möglichkeiten und Gegebenheiten zu lösen.

7.2 Versorgung durch den Patienten selbst

Sofern der Tracheotomierte in der Lage ist, die Kanüle selbst zu wechseln, sollte er dies tun. Dazu muß der Patient noch während des stationären Krankenhausaufenthaltes angelernt werden. Es hat sich als hilfreich erwiesen, den Kanülenwechsel vor einem Spiegel (eventuell vergrößernden Rasierspiegel) vorzunehmen.

Auch zum Absaugen muß der Patient angeleitet werden, was häufig schon in den ersten Tagen nach erfolgter Tracheotomie erlernt wird. Die Pflege des Tracheostomas ist von großer Wichtigkeit, hier kann sich der Patient durch Hygiene und Sauberkeit eine Infektion des Tracheostomas und weitere Beschwerden und Komplikationen ersparen.

Regelmäßiges Inhalieren ist ebenso wichtig, auch wenn Luftbefeuchter eingesetzt werden. Patienten, die bis zum Zeitpunkt der Tracheotomie geraucht haben, sollten nicht mehr rauchen und verrauchte Räume meiden, da der Rauch die Trachealschleimhaut sehr reizt und austrocknet. Tracheotomierte, aber auch manche Laryngektomierte, finden nämlich trickreiche Vorkehrungen, trotz Kanüle rauchen zu können.

Im allgemeinen kann ein Tracheotomierter weitgehend sein Leben weiterführen wie vor erfolgter Tracheotomie, auch Baden und Duschen sind möglich. Im Fachhandel wird ein spezieller Duschschutz angeboten, der das Tracheostoma bedeckt, so daß beim Duschen oder Haarewaschen kein Wasser in die Trachea laufen kann.

Auch Autofahren und Urlaubsfahrten sind durchaus möglich. Hält man sich längere Zeit außerhalb seiner Wohnung auf und bildet die Trachealschleimhaut noch viel Sekret, so empfiehlt es sich, ein transportables Absauggerät mitzuführen, das am Zigarettenanzünder des PKW angeschlossen werden kann.

Auch im häuslichen Bereich wird die Kanüle am besten mit breitem Tamponadestreifen oder Wäscheband am Hals des Patienten befestigt, wobei der Knoten seitlich am Hals anzulegen ist. In Rückenlage, wenn sich der Kanülenträger ausruht oder schläft, kann dann der Knoten nicht drücken, andererseits ist es für den Patienten einfacher, das Kanülenband seitlich selbst zu knoten.

Tracheotomierte gewöhnen sich meistens nach anfänglicher Unsicherheit und Sorge im häuslichen Bereich schnell an ihre neue Situation, wobei die Angehörigen in den Eingewöhnungsprozeß einbezogen werden sollten.

7.3 Versorgung durch Angehörige

Auch wenn der Kanülenpatient sich selbst versorgen kann, sollten die Angehörigen in die pflegerischen Maßnahmen einbezogen werden. Menschliche Zuwendung und psychische Betreuung sind sehr wichtig, damit der Kanülenpatient sich nicht alleingelassen oder aus dem Familienverband ausgestoßen fühlt, so daß er sich dann zurückzieht und abkapselt. Schon im Krankenhaus, wenn der Tracheotomierte noch stationär liegt, sollten auch Angehörige den Kanülenwechsel erlernen und so ihre Scheu („Die Kanüle und das Loch im Hals sind mir unheimlich") und Ekel überwinden. Es kann immer einmal vorkommen, daß bei einem Kanülenwechsel zuhause kleine Probleme auftreten, die dann mit Hilfe von Angehörigen gelöst werden könnten.

Handelt es sich bei Tracheotomierten um Kinder, alte Menschen oder Pflegefälle, so müssen Angehörige meistens die Betreuung des Kanülenpatienten übernehmen und den Kanülenwechsel sowie die Pflege des Tracheostomas durchführen. Tracheotomierte Kinder und Bettlägerige sollten besser nicht längere Zeit alleingelassen werden, was zu gravierenden Veränderungen im Familienleben und Tagesablauf führen kann. So ist es denkbar, daß bei berufstätigen Eltern ein Elternteil seinen Beruf aufgeben muß, um das tracheotomierte Kind ständig betreuen zu können.

Kinder erlernen auch mit Kanüle das Sprechen meistens gut, da die kleinen Kinderkanülen keine Blockung besitzen und beim Ausatmen Luft neben der Kanüle vorbeigeht und an den Stimmlippen vorbeistreichen kann. Auch der Schulbesuch von tracheotomierten Kindern ist möglich, wobei durchaus reguläre Schulen besucht werden können. Aus Haftpflichtgründen wird aber im allgemeinen seitens der Schulleitung auf einer Begleitperson bestanden, da in den wenigsten Fällen bei plötzlich auftretenden Kanülenproblemen qualifizierte Hilfe in wenigen Minuten zur Stelle ist. Günstig wäre es, wenn ein Elternteil das tracheotomierte Kind während des Schulbesuches begleiten könnte, so daß die

Aufsichts- und Sorgfaltspflicht bei den Eltern bliebe. Diese Lösung ist wohl nur in wenigen Einzelfällen möglich. Eine Begleitperson, die im Umgang mit Kanülen vertraut ist, muß sonst nach Einschalten eines Sozialarbeiters, der Krankenkasse, ggf. Unfall- oder Haftpflichtversicherung bei Haftungsfällen, besorgt werden. Angehörige sind auch ein wichtiges Bindeglied zwischen Kanülenpatient und der Gesellschaft (Nachbarn, Freunde und Bekannte). Auch kommt Angehörigen die Aufgabe der Informationsübermittlung beim Sozialdienst und betreuenden Arzt zu. Bei unerwarteten Komplikationen und Notfällen muß von Angehörigen Hilfe herbeigeholt werden, entweder direkt (z. B. Nachbar, Mitbewohner des Hauses) oder telefonisch (Hausarzt, Notarzt). Angehörigen von Kanülenpatienten kommen mehr Aufgaben zu als Wechsel der Kanüle und Sauberhalten des Tracheostomas.

Menschliche Zuwendung, Umsorgung und damit Vorbeugen einer Depression sind sehr wichtige Gesichtspunkte, die der Familie das Leben der Kanülenträger und mit Kanülenträgern erheblich erleichtern. Es wäre wünschenswert, wenn Angehörige von Tracheotomierten während des stationären Krankenhausaufenthaltes nicht nur hilfreiche Handreichungen erlernten, sondern auch durch Gespräche mit dem Pflegepersonal, Stationsarzt und Sozialarbeiter auf die anderen wichtigen Aufgaben im Umfeld des Kanülenpatienten vorbereitet würden.

7.4 Versorgung durch Gemeindeschwester/Sozialstation

Viele Kanülenpatienten, die aus dem stationären Bereich nach Hause entlassen werden, können aufgrund der Entfernung der Wohnung zur Klinik oder wegen des Alters-/Allgemeinzustandes nicht täglich oder mehrmals wöchentlich zum Kanülenwechsel ambulant in das Krankenhaus kommen. Ist die Versorgung (Zubereitung der Nahrung, Wäsche waschen) dieser Patienten durch Angehörige gewährleistet, können die Patienten nach Hause entlassen werden, auch wenn die Angehörigen die medizinische Betreuung nicht übernehmen können oder mögen. In diesen Situationen ist aber bereits während des stationären Aufenthaltes des Kanülenpatienten die medizinische Pflege im häuslichen Bereich durch karitative Organisationen, Gemeindeschwester oder Sozialstation zu regeln. Den betreffenden Einrichtungen und Personen sollte mindestens eine Woche vor der geplanten Entlassung der Termin mitgeteilt werden, so daß die Krankenbesuche besser organisiert und geplant werden können. Erfahrungsgemäß ist ein täglicher Besuch seitens einer Pflegekraft bei einem Kanülenpatienten zum Kanülenwechsel möglich, in begründeten Ausnahmefällen kann ein zweimaliger Hausbesuch pro Tag erfolgen. Wird ein Kanülenpatient zum Pflegefall, können aber die Angehörigen aus Alters- oder Berufsgründen die Pflege nicht durchführen, so muß in Erwägung gezogen werden, den Patienten in einem geeigneten Pflegeheim unterzubringen, was bei einem Kanülenpatienten häufig schwierig ist.

Einen kleinen Vorteil besitzen die Patienten, die Jahre vor ihrer Erkrankung einem Pflegeverein beigetreten sind, so daß häusliche Pflege und Betreuung durch den Verein geregelt und übernommen werden ohne großen finanziellen Aufwand für den Patienten. In dieser Situation kann der Kanülenpatient so lange wie möglich in seiner vertrauten Umgebung (z. B. Wohnung) bleiben.

Wird der Kanülenpatient von einer ausgebildeten (examinierten) Pflegekraft (Schwester, Pfleger) zuhause aufgesucht, so darf bei entsprechender Qualifikation auch der Kanülenwechsel vorgenommen werden (vgl. auch Kap. 5.2).

Mitglieder anderer Pflegedienste (Gemeindeschwester, Sozialarbeiterin, Sozialarbeiter) können die Pflege des Tracheostomas durchführen, das Kanülenlätzchen wechseln, die Trachea durch die Kanüle absaugen. Das Innenstück einer Kanüle kann zwecks Reinigung ohne Bedenken von jedem herausgenommen werden, solange die Kanüle selbst in situ bleibt.

Sollte einmal durch einen plötzlichen Hustenstoß die Kanüle eines Tracheotomierten im häuslichen Bereich herausgerutscht sein und vom Patienten oder Angehörigen nicht wieder eingesetzt werden können, sollten auch von nicht geübten Pflegekräften keine verzweifelten Versuche unternommen werden, die Kanüle in das Tracheostoma zu drücken. In dieser Situation ist das Tracheostoma durch ein Killian-Spekulum zu spreizen (oder Tracheostoma-Spreizer nach Trousseau, vgl. Abb. 5), so daß die Atemwege offengehalten werden, bis der betreuende Arzt (Hausarzt, HNO-Arzt) oder der notdiensthabende Arzt eingetroffen ist, um die Kanüle wieder einzusetzen. Es wäre daher von Vorteil, wenn Kanülenpatienten für Notfallsituationen ein Killian-Spekulum oder entsprechendes geeignetes Instrument zur Verfügung hätten.

Gemeindeschwestern und Angehörige von Sozialstationen leisten nicht nur wertvolle Hilfe am Patienten selbst durch pflegerische Maßnahmen und psychische Hilfen durch menschliche Zuwendung, sie stellen auch ein wichtiges Bindeglied zwischen Kanülenpatient und Behörden/Administration dar. Fragen der Patienten können entweder direkt beantwortet oder an zuständige kompetente Ansprechpartner weitergeleitet werden. Seitens der Kanülenpatienten und ihrer Angehörigen sollte dabei aber bedacht werden, daß eine Gemeindeschwester/Mitglied einer Sozialstation meistens zahlreiche Patienten zu betreuen hat. Hilfen und Ratschläge/Tips können gegeben werden, Behördengänge sollten aber möglichst von dem Patienten oder dessen Angehörigen selbst erledigt werden.

7.5 Versorgung durch betreuenden Arzt

Der den Tracheotomierten im häuslichen Bereich betreuende Arzt hat eine wichtige Funktion und sollte in die Versorgung von Kanülenpatienten stets mit einbezogen werden. In der Regel befindet sich die Praxis des betreuenden Hausarztes (Allgemeinmediziner, Internist, HNO-Arzt) nahe der Patientenwohnung, so daß bei dem Kanülenträger das Tracheostoma regelmäßig ärztlich untersucht und kontrolliert werden kann, ebenso wie die Trachea (Endoskopie durch das Tracheostoma). Die Lunge kann so auch häufig abgehört werden und lokale sowie generalisierte Entzündungen frühzeitig erkannt und rechtzeitig medikamentös behandelt werden. Bei auftretenden Problemen kann der betreuende Arzt meistens schnell aufgesucht werden und helfen.

Handelt es sich um bettlägerige Kanülenträger, sollten neben der Betreuung durch die Sozialdienste auch regelmäßige Hausbesuche durch den Hausarzt erfolgen. Die medizinische sowie seelische Betreuung des Kanülenträgers ist auch im häuslichen Bereich sehr wichtig. Die einschneidende Maßnahme der Tracheotomie belastet nämlich viele Patienten, so daß sie sich häufig von ihrer Umwelt zurückziehen. So kann dann der betreuende Arzt zu den wenigen Besuchern zählen oder sogar der einzige Besucher sein, der nicht zur Familie oder zur Verwandtschaft gehört, so daß dann den Hausbesuchen eine besondere Bedeutung zukommt, auch wenn der Besuch nur kurz sein kann.

Für die Betreuung von Kanülenpatienten ist es wünschenswert, daß eine gute Zusammenarbeit und Kommunikation zwischen den Beteiligten zustande kommt.

8

Administrative und soziale Hilfen für Kanülenträger

Im Gegensatz zu Laryngektomierten sind Tracheotomierte mit erhaltenem Kehlkopf nicht in einem Verband organisiert. Dies liegt daran, daß die Tracheotomie bei den meisten Patienten nur vorübergehend bestehen bleibt, lediglich einige Dauerkanülenträger behalten ihr Tracheostoma zeitlebens. Durch eine Sprechkanüle ist der Dauerkanülenträger darüberhinaus in seinen kommunikativen Möglichkeiten meistens nur gering eingeschränkt.

Krankenkassen übernehmen in der Regel die Kosten für die apparative Ausstattung sowie für Verbandsmaterial bei Kanülenpatienten, vor allem bei Dauerkanülenträgern, die die Geräte langfristig brauchen.

Bei Versorgungsämtern kann ein Schwerbehindertenausweis beantragt werden, wobei der Grad der Behinderung (GdB) im Rahmen einer amtsärztlichen/vertrauensärztlichen Untersuchung ermittelt wird (abhängig von anderen zusätzlichen Leiden).

Sozialämter können entsprechend der finanziellen Situation des Kanülenträgers finanzielle Hilfen und Vergünstigungen gewähren, Einkommensverhältnisse und familiäre Situation müssen aber dargelegt werden. So können vom Sozialamt z. B. die Kosten für den Anschluß eines Telefons in begründeten Fällen übernommen werden.

Der Transport von bettlägerigen oder im Rollstuhl befindlichen Kanülenträgern zum ambulanten Verbandswechsel von der Wohnung in die Klinik erfolgt meistens durch eine Karitative Organisation (DRK, Arbeiter-Samariter-Bund, Johanniter-Unfall-Hilfe u. a.), wobei die Kosten nach Absprache von der Krankenkasse des Patienten getragen werden. Diese Regelung ist für die Krankenkasse im allgemeinen günstiger als ein langwieriger stationärer Krankenhausaufenthalt und für den Tracheotomierten angenehmer. Vor Entlassung aus stationärer Behandlung sollten durch Einschalten einer Sozialarbeiterin/eines Sozialarbeiters mögliche Hilfen für Kanülenträger im konkreten Einzelfall ausgelotet werden.

Kommt es zur Begutachtung von Dauerkanülenträgern nach Luftröhrenschnitt, so werden von Feldmann (1984) folgende MdE-Richtsätze angegeben: Tracheostoma

- reizlos oder mit geringen Reizerscheinungen (Tracheitis, Bronchitis) und mit guter Sprechstimme: 40%.
- mit erheblichen Reizerscheinungen und/oder erheblicher Beeinträchtigung der Sprechstimme bis zum Verlust der Sprechfähigkeit (z. B. bei schweren Kehlkopfveränderungen): 50% bis 70%.

9

Luftnot bei Kanülenträgern

Die Tracheotomie ist erforderlich bei Luftnot pharyngolaryngealer Ursache, dient dem Vorbeugen von Trachealstenosen durch Intubation bei erforderlicher Langzeitbeatmung (Intensivpatienten) und ist sinnvoll als prophylaktische Maßnahme vor großen operativen Eingriffen im oberen Aerodigestivtrakt (Knöbber 1987; Kap. 2.1.1). In jedem Fall dient die Tracheotomie der Sicherung der Atemwege. Nach Eröffnung der Luftröhre bekommen die Patienten im allgemeinen wieder gut Luft, doch ist es auch hier möglich, daß ein Tracheotomierter Luftnot entwickelt. Dies gilt sowohl für ambulante wie für stationäre Kanülenpatienten, auf regulären Stationen und Intensivstationen. Die Ursachen, die bei Kanülenträgern zur Luftnot führen können, sind dabei mannigfaltig (Tab. 10, 11).

9.1 Ursachen der Luftnot

Tritt bei einem Kanülenträger Luftnot bei oder direkt nach dem Einsetzen einer neuen Kanüle auf (Kanülenwechsel), so muß an eine via falsa gedacht werden, d. h. die Kanüle liegt nicht korrekt in der Luftröhre, sondern ist in die Halsweichteile geraten (vgl. Abb. 4). Besonders bei nicht eingenähtem Tracheostoma ist diese Möglichkeit in Erwägung zu ziehen. Die Kanüle sollte dann sofort wieder herausgenommen und das Tracheostoma, wenn erforderlich, mit einem Killian-Spekulum gespreizt werden, damit der Patient wieder gut Luft bekommt. Bis zum nächsten Versuch, die Kanüle einzusetzen, sollte man einige Zeit vergehen lassen, damit sich der Patient erholen und beruhigen kann. Es zählt wohl zu den schlimmsten Erlebnissen, bei vollem Bewußtsein das Gefühl des Erstickens zu haben. Dabei steigen auch meistens Blutdruck und Puls deutlich an, so daß dadurch eine zusätzliche Gefährdung des Patienten gege-

Tabelle 10. Luftnot bei Kanülenträgern (kanülenbedingt)

1. Direkt bei oder nach dem Kanülenwechsel	„Via falsa" (Kanüle liegt in den Halsweichteilen)
2. Allmählich zunehmend	
Intensivpatient	Verlegung der Kanüle durch Sekret, besonders bei Verwendung der „künstlichen Nase" Cuffhernie bei geblockter Kanüle: Cuffprolaps legt sich vor die Kanülenöffnung
peripher-stationärer u. ambulanter Patient	Verborkung durch eingetrocknetes Sekret der Trachea Kanüle ist disloziert (teilweise herausgerutscht)

ben ist. Eine häufige Ursache von Luftnot bei Kanülenträgern liegt in der Verstopfung der Trachealkanüle, sei es durch Borken oder zähen Schleim. Bei Patienten peripherer Stationen, die Aktivitäten zeigen, sowie Patienten im ambulanten und häuslichen Bereich steht die Verborkung im Vordergrund. Die Kanüle geht allmählich zu, ohne daß dem Patienten oft die erschwerte Atemarbeit bewußt wird, bis ein Schleimpfropf das Restlumen der Kanüle plötzlich vollständig verschließt. In diesem Fall ist das Innenstück der Kanüle sofort herauszunehmen und die in der Trachea verbliebene Kanüle abzusaugen. Hat sich eine trockene Borke quer vor das Kanülenende gelegt, müssen die Kanüle vollständig herausgenommen, Tracheostoma und Trachea abgesaugt und eine gereinigte Kanüle (Ersatz- oder Zweitkanüle) wieder eingesetzt werden. Der Verborkung einer Kanüle sollte aber vorgebeugt werden durch häufiges Absaugen, mehrmaliges tägliches Inhalieren und medikamentöse Unterstützung der Sekretverflüssigung. Luftnot durch eine verborkte Trachealkanüle ist unnötig und weitgehend vermeidbar.

Beatmungspflichtigen Intensivpatienten wird häufig nach erfolgter Tracheotomie eine sogenannte „künstliche Nase" auf die Rügheimer-Kanüle (Rügheimer-Tubus) gesteckt, um der Austrocknung der Trachealschleimhaut entgegenzuwirken. Es sammelt sich dann aber gerade in den ersten Tagen nach dem Eingriff durch verstärkte Produktion der Trachealschleimhaut Sekret in der Kanüle an, das wegen der „künstlichen Nase" nicht abgehustet werden kann. Für das Pflegepersonal, das sich in der Nähe des Patienten aufhält, ist diese Sekretansammlung nicht zu sehen. Erst brodelnde Atemgeräusche des Patienten lassen dann die Umgebung aufhorchen. So kann durch die „künstliche Nase" bei einem beatmeten Intensivpatienten Luftnot provoziert werden. Bei Verwendung sol-

Tabelle 11. Luftnot bei Kanülenträgern (nicht kanülenbedingt)

Pulmonal bedingte Luftnot
Lungenkollaps
Atelektase
Lungenödem
Pneumonie
Asthma bronchiale
Lungenemphysem
Lungenfibrose
Emphysembronchitis
Arteriovenöse Lungenaneurysmen
Vitien mit Rechts-Links-Shunt
Schädigung der Lunge durch heiße Gase (Verbrühung)
Fremdkörper
Extrapulmonal bedingte Luftnot
Dekompensierte metabolische Azidose
Urämie
Coma diabeticum
Coma hepaticum
Nephritis
Peritonitis
Schock
Zustand nach Herzstillstand
Metabolische Alkalose
Herz-Kreislauferkrankungen
Herzinfarkt
Akute Myokarditis
Hypertoniekrisen
Cor pulmonale
Lungenembolie
Neuromuskuläre Erkrankungen
Neurologische Erkrankungen
Krämpfe: Status epilepticus
Eklampsie
Zustand nach Hirnanoxie
Tetanus
Traumen: Schädel-Hirn-Trauma
Polytrauma
Intoxikationen
Überdosierung von Medikamenten
Bei Tumorpatienten: Überdosierung von atemdepressiv wirkenden Schmerzmitteln

cher Vorrichtungen sind deshalb häufige Kontrollen mit Absaugen der Kanüle angeraten.

Intensivpatienten wird oft nach erfolgter Tracheotomie eine blockbare Rügheimer-Kanüle eingesetzt, da die Patienten meistens beatmet werden müssen und durch die Blockung (Cuff) verhindert werden soll, daß Sekret in die Lungen gerät. Nun kann auch in diesen Fällen allmählich Luftnot entstehen, d. h. ansteigende Beatmungsdrucke auftreten. Meistens wird dann der Cuff weiter aufgeblasen in der Annahme, die Blockung sei nicht dicht. Nicht selten steigen dann aber die erforderlichen Beatmungsdrucke noch mehr an, bis der Patient nicht mehr zu beatmen ist. Die Ursache dafür ist in einer Cuff-Hernie zu sehen.

Was liegt vor?

Die Blockung besitzt dabei herstellungsbedingt einen etwas dünneren Bereich, der beim Aufblasen eine Aussackung bildet (Prolaps), der durch weiteres Aufblasen der Blockung nur größer wird, sich vor die Öffnung der Kanüle legt und letztlich das Kanülenende in der Trachea völlig verlegt. Braucht der Patient eine geblockte Kanüle, über die beatmet werden kann, bleibt bei Vorliegen einer Cuff-Hernie nur der Wechsel der Rügheimer-Kanüle als Sofortmaßnahme übrig.

Auf regulären wie Intensivstationen kann Luftnot bei Kanülenträgern durch eine dislozierte Kanüle hervorgerufen werden. Mehrere Ursachen können dazu führen, daß die Kanüle teilweise oder ganz herausrutscht.

Häufig sind es starke Hustenanfälle, die eine Kanüle bei lockerer Befestigung teilweise herausgleiten lassen, so daß der Atemkanal verlegt ist und die Patienten Luftnot bekommen. Ist das Kanülenhalteband nicht ordentlich verknotet, sondern nur eine Schleife gebunden worden, kann sich diese recht schnell von selbst lösen, so daß die Kanüle aufgrund ihrer Krümmung bei Bewegungen des Kopfes der Patienten herausgleitet, oft nur teilweise, so daß das Tracheostoma durch die Kanüle verlegt wird und Luftnot entsteht. Eine weitere Ursache von Luftnot kann in einer zu kurzen Kanüle liegen, besonders bei Patienten mit dicken Hälsen. Reicht das Kanülenende gerade bis an die Trachealöffnung heran, rutscht es bei geringen Bewegungen sofort in die Halsweichteile oder an die Seitenwand des Tracheotomiekanals, so daß die Patienten über erschwerte Atemarbeit klagen (Luftnot, Atemknappheit). Liegen nach einer Tracheotomie die Öffnungen der Haut und der Trachea nicht korrekt übereinander, wie es nach Rückverlagerung des Patientenkopfes bei zuvor während der Tracheotomie zu stark überstrecktem Kopf vorkommen kann, dann ist nicht nur das Einsetzen der Kanüle erschwert (Gefahr der via falsa), sondern das Kanülenende kann auch bei Bewegungen des Kopfes, beim Schlucken und beim Husten aus der Luftröhre herausrutschen und ebenfalls in die Halsweichteile geraten. Durch plötzliche Luftnot macht sich dies bemerkbar.

Eine Kanüle stellt stets einen Fremdkörper dar, was wohl besonders Patienten unbewußt spüren, die schläfrig sind (z. B. nach langen Narkosen, neurologische Erkrankungen) oder desorientiert sind (Schädel-Hirn-Trauma, Durchgangssyndrom, delirante Patienten, neurologisch-psychiatrische Erkrankungen). Diese Patienten nesteln und ziehen nicht nur gern an Braunülen, zentralen Venenkathetern und Magensonden, sondern auch an ihrer Trachealkanüle. Ist diese nicht richtig befestigt, kann die Kanüle zum Teil oder ganz herausgezogen werden und den Tracheotomiekanal verlegen. Bei desorientierten Patienten muß die Kanüle deshalb besonders gut fixiert werden, als letzte Maßnahme sind die Hände des Patienten am Bettgestell oder Bettgitter festzubinden.

Eine herausgehustete oder vom Patienten herausgerissene Trachealkanüle kann beim Wiedereinsetzen erhebliche Schwierigkeiten bereiten. Nicht immer ist ein HNO-Arzt zur Stelle, viele Kanülenpatienten befinden sich in Krankenhäusern ohne HNO-Abteilung. Bei herausgefallener Kanüle mit zunehmender Luftnot bleibt nur der Transport des Patienten in die nächstgelegene HNO-Klinik. Es wäre vorteilhaft, wenn in den Rettungswagen der Feuerwehr, des DRK und anderer Organisationen ein Killian-Spekulum verfügbar wäre, so daß Rettungssanitäter oder der hinzukommende Notarzt das Tracheostoma dehnen und die Kanüle ohne wesentliche Verletzung des Tracheostomas einsetzen können.

Auch wird der Patient so vor dem Ersticken bewahrt. Die folgende Krankengeschichte eines Dauerkanülenträgers mit einer schweren neurologisch-psychiatrischen Erkrankung, der sich die Kanüle in einem peripheren Krankenhaus ohne HNO-Abteilung herausgezogen hatte, verdeutlicht dies. Die herausgezogene Kanüle konnte wegen eines geschrumpften, stenotischen Tracheostomas bei starker Vernarbung nicht wieder eingesetzt werden. Innerhalb kurzer Zeit entwickelte sich erhebliche Luftnot bei eingeengtem und weiterem Schrumpfen des Tracheostomas bei vorbekannter glottischer und subglottischer Stenose (Kehlkopf-Ringknorpel-Bereich). Mit dem Rettungswagen wurde der Patient vom peripheren Krankenhaus in Richtung HNO-Klinik gefahren, wobei bei weiterer Zunahme der Luftnot des Patienten der dem Rettungswagen entgegenfahrende Notarzt den Patienten unterwegs bereits zyanotisch kurz vor dem Ersticken vorfand. Da eine orotracheale Intubation nicht möglich war, mußte über das Restlumen des Tracheostomas mit Gewalt rekanüliert werden und der Patient daraufhin reanimiert werden. Hätte ein Killian-Spekulum o. ä. Spreizinstrument rechtzeitig am richtigen Platz gelegen, wäre die oben beschriebene Notfallsituation nicht entstanden und der Patient nicht gefährdet worden.

Nach Stabilisierung des Patienten wurde später die Tracheostoma-Erweiterungsplastik durchgeführt.

Neben Luftnot, die durch die Kanüle oder das Tracheostoma entsteht (vgl. Tab. 10), kommen bei Kanülenträgern noch andere Ursachen der Luftnot in Betracht (vgl. Tab. 11). Diese Ursachen allgemeiner Art treffen auch auf Nichtkanülenträger zu und sollten bedacht werden, wenn bei freier Kanüle Atemnot auftritt.

In erster Linie ist hier an Erkrankungen der Lunge zu denken, z. B. Pneumonie, Asthma, Bronchialfremdkörper. Ebenso kommen Herz-Kreislauf-Erkrankungen in Betracht, so der Herzinfarkt, die Lungenembolie oder eine hypertone Krise. Auch können Stoffwechselerkrankungen, neurologische Erkrankungen oder Vergiftungen (Überdosierung von Medikamenten) Atemnot hervorrufen.

Ist bei einem Kanülenträger mit Luftnot bei frei durchgängiger und korrekt sitzender Kanüle ein Bronchialfremdkörper ausgeschlossen (Anamnese, Röntgenbild des Thorax), so sind Blutdruck und Puls zu kontrollieren und die Lunge abzuhören. In jedem Fall ist dann auch eine internistische Untersuchung zu empfehlen.

9.2 Sofortmaßnahmen

Tritt bei einem Kanülenpatienten Luftnot auf, sollten zunächst Sitz und Durchgängigkeit der Trachealkanüle überprüft werden. Bei ambulanten Patienten ist eher mit einer Verlegung des Kanülenlumens durch eingetrocknetes Sekret zu rechnen, es müssen aber auch andere Ursachen (Lungenembolie, Pneumonie, Herzinfarkt, Fremdkörper) in die differentialdiagnostischen Überlegungen einbezogen werden.

Eine dislozierte Trachealkanüle stellt wohl die zweithäufigste Ursache für Luftnot dar und wird überwiegend bei bettlägerigen Patienten gesehen, die die Kanüle teilweise herausgezogen oder herausgehustet haben.

Maßnahmen bei Luftnot von Kanülenträgern:

1. Luftnot nach Einsetzen der Kanüle (via falsa):
   Kanüle sofort herausnehmen;

Tracheostoma mit Killian-Spekulum spreizen;
Patienten eine Verschnaufpause gönnen.

2. Luftnot bei Intensivpatienten unter Beatmung und bei Verwendung der „künstlichen Nase“:
   Ansammlung von zähem Schleim;
   Kanüle mehrfach absaugen;
   weiterhin Atemschwierigkeit;
   wenn Schleimpfropf vor dem Kanülenende:
   Kanülenwechsel (vorher O_2 erhöhen);
   Trachea absaugen.
3. Erhöhter Beatmungsdruck:
   Cuff stärker blocken;
   Beatmung noch schwerer oder nicht mehr möglich:
   Cuff-Hernie;
   Wechsel der Kanüle (z. B. Rügheimer).
4. Luftnot auf peripherer Station und bei ambulanten Patienten:
   Verborkte Kanüle;
   Innenstück herausnehmen;
   Durch die Kanüle absaugen;
   Borken aufweichen (Kochsalzlösung, Tacholiquin);
   Mehrmals absaugen;
   wenn Borke vor dem Kanülenende:
   Kanüle herausnehmen;
   Trachea absaugen, inhalieren.
5. Patient hat Luftnot auch nach Entfernung der Kanüle bei freier Trachea (endoskopische Kontrolle):
   Anamnese über Entwicklung der Luftnot durch Angehörige/Begleitperson erfragen (Fremdanamnese);
   Tätigkeit des Patienten vor Auftreten der Luftnot? Fremdkörperaspiration ausschließen.
   Patient: blaß, zyanotisch, kaltschweißig, fiebrig, präkollaptisch, Präschock?
   Patient ansprechbar, somnolent, verwirrt oder bewußtlos?
   Fötor: Alkohol, Keton.
   Atmung kontrollieren: regelmäßig, flach, Stridor?
   Puls kontrollieren: schnell, sehr langsam, unregelmäßig?
   Blutdruck kontrollieren: hoch, niedrig, große/kleine Differenz zwischen Systole und Diastole?
   Lunge abhören: seitengleich belüftet? Anzeichen für Pneumonie, Pleuritis, Atelektase?

Wichtig: Sofort eine Infusion anlegen, wenn ein peripherer Zugang nicht schon besteht, um notfalls ein Medikament schnell i.v. verabreichen zu können, sowie zur Flüssigkeitssubstitution. Nach Ausschluß von Luftnot im Kanülen-/Tracheostoma-Bereich und nach Ausschluß eines Bronchialfremdkörpers sollte bei Luftnot anderer Ursache stets ein Internist und/oder Neurologe konsiliarisch hinzugezogen werden.

Kommt ein Kanülenpatient mit Luftnot in die HNO-Ambulanz, stellt sich aber eine internistische Ursache der Luftnot heraus (z.B. Lungenembolie, Herzinfarkt), so sollte der Patient stets mit liegendem peripherem Zugang (Braunüle) und ärztlicher Begleitung in die medizinische Klinik transportiert werden. Es wäre leichtsinnig, den Patienten nur mit einem Begleitschreiben in die nächste Abteilung zu schicken.

10

Literatur

Berghaus A, Handrock M, Matthias R (1984) Unser Konzept bei Anlage und Wiederverschluß eines Tracheostoma. HNO 32:217

Brandt L, Goerig M (1986) Die Geschichte der Tracheotomie, Teil I. Anaesthesist 35:279

Brandt L, Goerig M (1986) Die Geschichte der Tracheotomie, Teil III. Anaesthesist 35:455

Chueden HG, Klima H (1984) Tracheotomie oder Langzeitintubation? Med Klin 79:408

Dayal VS, El Masri W (1986) Tracheostomy in intensive care setting. Laryngoscope 96:58

Deitmer T (1984) Aerodynamische Wirkung von Tracheal-Sprechkanülen. Laryng Rhinol Otol 63:640

Denecke HJ (1971) Fehler und Gefahren bei der Tracheotomie. Arch klin exp Ohr Nas Kehlk Heilk 199:393

Denecke HJ (1983) Kritische Wertung der operativen Verfahren bei Anlegen und Verschluß eines Tracheostomas. In: Rügheimer E (Hrsg) Intubation, Tracheotomie und bronchopulmonale Infektion. Springer, Berlin Heidelberg New York Tokyo S. 152–157

Feidt H, Koch A, Federspil P (1987) Die heutige Bedeutung des Gram-Präparates in der Behandlung von HNO-Infektionen in Klinik und Praxis. HNO 35:475

Feldmann H (1984) Das Gutachten des Hals-Nasen-Ohren-Arztes. Thieme, Stuttgart New York

Fritsche P (1973) Tracheotomie oder Langzeitintubation? HNO 21:297

Galvis AG, Stool SE, Bluestone CD (1980) Pulmonary edema following relief of acute upper airway obstruction. Ann Otol Rhinol Laryngol 89:124

Goerig M, Brandt L (1986) Die Geschichte der Tracheotomie, Teil II. Anaesthesist 35:397

Helms U (1976) Indikationen zur prolongierten Intubation und Tracheotomie. Prakt Anaesth 11:249

Hutten H, Bergeler J, Thews O (1985) Strömungsdynamische Untersuchungen an Kunststoff-Trachealkanülen mit Sprechventil. Laryng Rhinol Otol 64:492

Jahnke V (1990) Klinik der pharyngoösophagealen Dysphagien aus Hals-Nasen-Ohren-ärztlicher Sicht. Arch Oto Rhino-Laryngol Suppl I, S. 33–50

Jensen OV, Pedersen U (1988) Fractures in polyvinyl chloride tracheostomy tubes. J Laryngol Otol 102:380

Johnson JT (1985) Antibiotics in Tracheostomy. In: Myers EN, Stool SE, Johnson JT (Hrsg) Tracheotomy. Churchill Livingstone, New York Edinburgh London Melbourne

Knöbber D (1987) Akute Luftnot – Wann Tracheotomie, wann Intubation? In: Ganz H, Schätzle W (Hrsg) HNO Praxis Heute, Bd 7. Springer, Berlin Heidelberg New York Tokyo S. 65–77

Knöbber D, Wilhelm HJ, Schätzle W (1987) Die Tracheotomie und Pflege Tracheotomierter. Z Allgemeinmed 63:752

Line WS, Hawkins DB, Kahlstrom EJ, MacLaughlin EF, Ensley JL (1986) Tracheotomy in infants and young children: the changing perspective 1970–1985. Laryngoscope 96:510

Luckhaupt H, Brusis T (1986) Zur Geschichte der Intubation. Laryng Rhinol Otol 65:506

Masing H (1983) Tracheotomie im Kindesalter. In: Rügheimer E (Hrsg) Intubation, Tracheotomie und bronchopulmonale Infektion. Springer, Berlin Heidelberg New York Tokyo S. 161–164

Matzker J (1975) Ärztlicher Rat für Kehlkopflose. Thieme, Stuttgart

Meyer R, Novoselac M (1977) Tracheotomie und tracheotomieähnliche Eingriffe – Das erschwerte Dekanülement – Behandlung der Stenosen nach Tracheotomie oder Intubation. In: Berendes J, Link R, Zöllner F (Hrsg) Hals-Nasen-Ohren-Heilkunde in Praxis und Klinik, Bd 2/II. Thieme, Stuttgart S. 31.1–31.19

Montgomery WW (1964) Reconstruction of the cervical trachea. Ann Otol Rhinol Laryngol 73:5

Montgomery WW (1965) T-Tube tracheal stent. Arch Otolaryng 82:320

Nash M (1988) Swallowing problems in the tracheotomized patient. Otolaryngol Clin North Am 21:701

Röher HD, Horeyseck G (1987) Die Tracheotomie in der perioperativen Therapie: Indikation und Technik. In: Reifferscheidt M (Hrsg) Grundlagen der Chirurgie. Demeter, Gräfelfing S. 127–129

Rose KG (1982) Die Narbenstenose im crico-trachealen Bereich. HNO 30:285

Saternus KS (1972) Tödliche Komplikationen nach Tracheotomie. HNO 20:274

Scheel J von (1986) Anlage und Verschluß eines epithelisierten Tracheostomas. Laryng Rhinol Otol 65:413

Schiratzki H, Hedenstierna G, Kumlien JA, Holst M (1984) Die elektive Koniotomie. Erfahrungen mit 103 eigenen Fällen. HNO 32:221

Steinert R, Lüllwitz E (1987) Mißlungene Intubation mit Kasuistiken. HNO 35:439

Stoll W, Jorch G, Kritenbrink U (1987) Aspekte zur Säuglings- und Kindertracheotomie. Laryngol Rhinol Otol 66:63

Werner H (1983) Die Rolle von Anaerobiern bei bronchopulmonalen Infektionen. In: Rügheimer E (Hrsg) Intubation, Tracheotomie und bronchopulmonale Infektion. Springer, Berlin Heidelberg New York Tokyo S. 433–440

Wessely EA (1942) Klinik der Hals-, Nasen- und Ohrenerkrankungen. Urban und Schwarzenberg, Berlin Wien

Wilhelm HJ, Molter JA (1988) Lipidpneumonien durch ölige Nasentropfen? Med Monatsschr Pharm 11:91

11

Bildteil

Unterlippe
Schneidezahn
Unterkiefer
Zunge
Zungenbein
prälaryngeales Fett
Schildknorpel
Schilddrüsen-isthmus
Truncus brachiocephalicus
Vena brachiocephalica
Kehldeckel
Ringknorpel
Luftröhre
Speiseröhre
Knorpelspangen der Luftröhre

Abb. 1

Luftröhre
Speiseröhre
Tracheostoma
Björk-Lappen

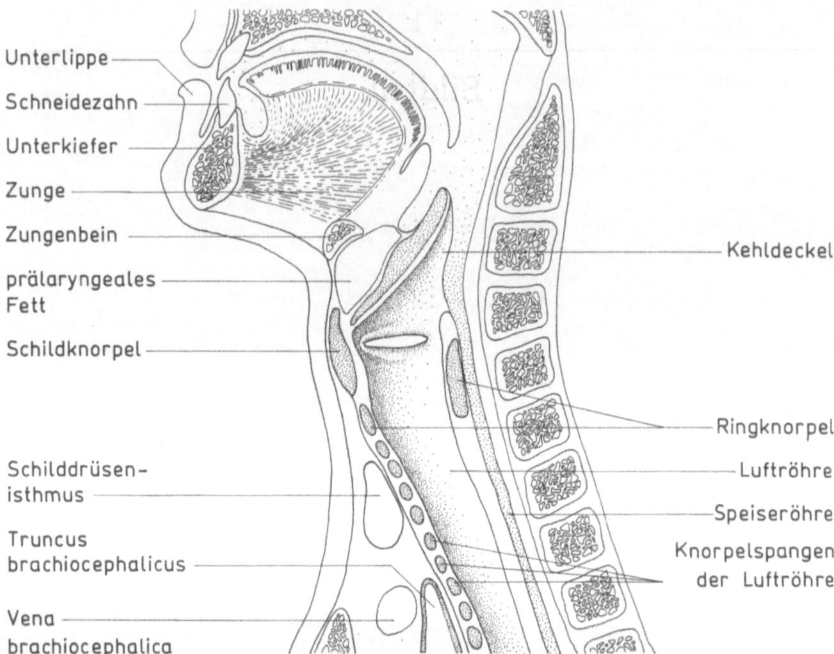

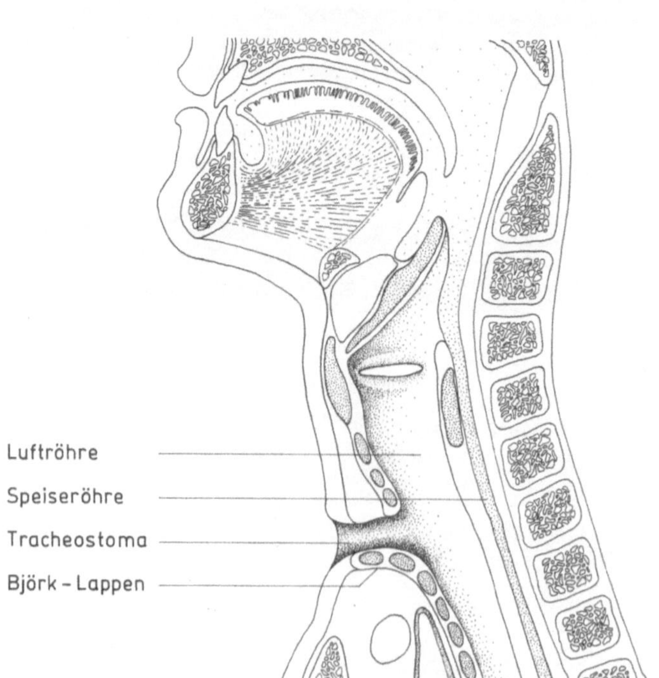

Abb. 2

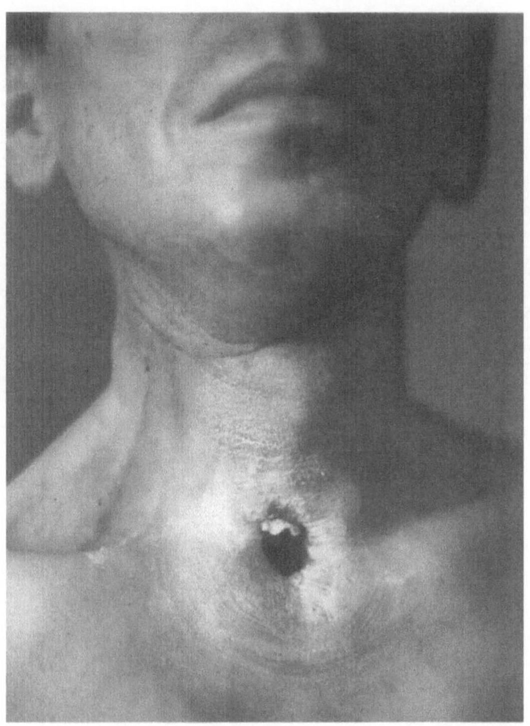

Abb. 3. Patient mit plastisch angelegtem Tracheostoma bei erhaltenem Kehlkopf. Zustand nach radikaler Neck dissection rechts, Submandibularlogen-/Mundbodenausräumung, Uvula-Gaumen-Karzinom-Resektion (sog. Monoblockresektion), temporärer Unterkieferspaltung mit Osteosynthese (hier: Zustand 4 Wochen postoperativ). Lefzenartige Granulation am oberen Tracheostomarand; Haut um das Tracheostoma mit Zinksalbe eingerieben

◄———

Abb. 1. Medianschnitt durch Mundhöhle, Pharynx und Hals

Abb. 2. Tracheostomie (eingenähtes, epithelisiertes, stabiles Tracheostoma), Medianschnitt wie Abb. 1

Luftröhre
Speiseröhre
Tracheotomiekanal

Abb. 4

Kanüle gerät in die
Halsweichteile
„Via falsa" = falscher Weg

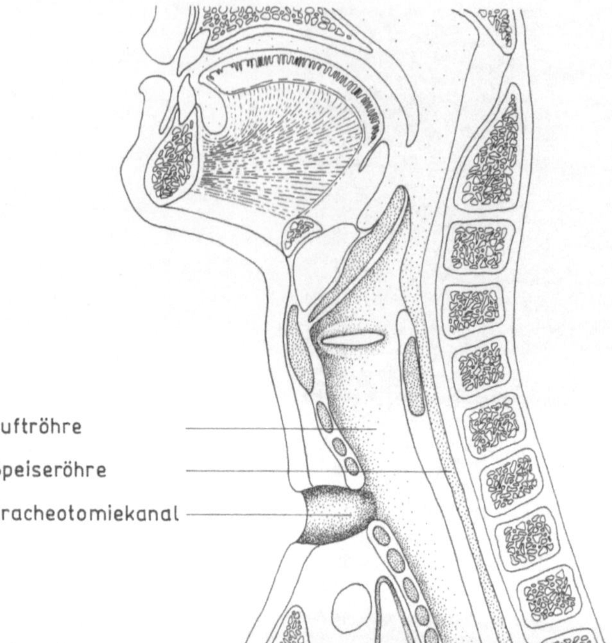

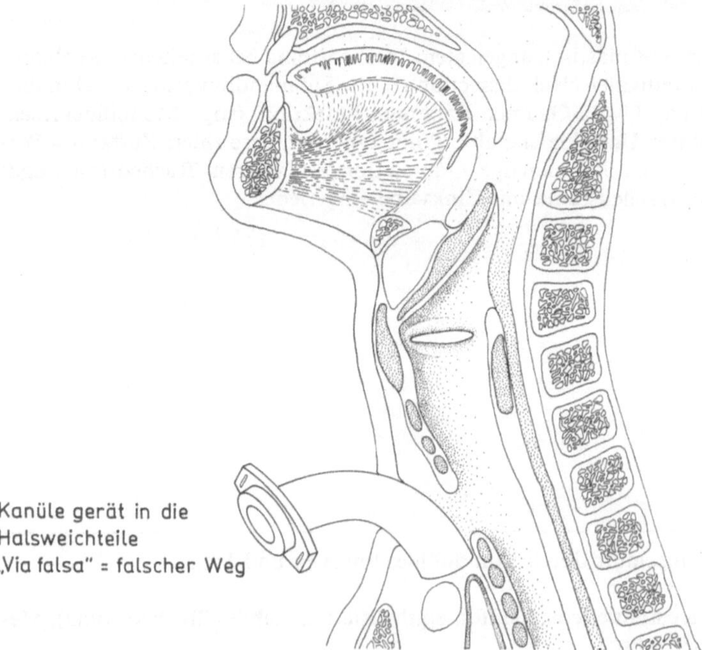

Abb. 5

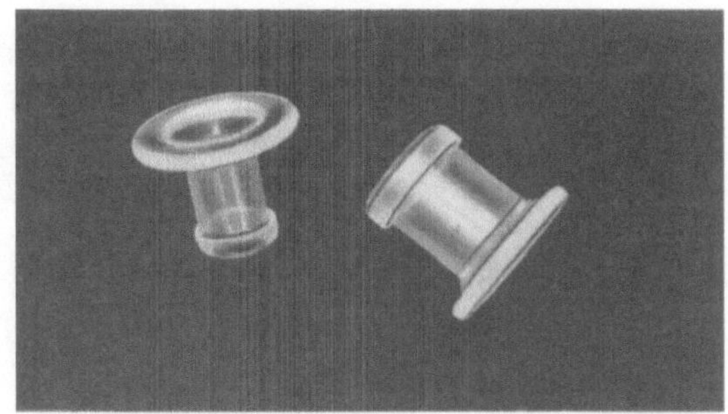

Abb. 6. Kunststoff-Buttons (Tracheo-Stent) verschiedener Größen aus gewebeverträglichem Silikon (weiches Material) zum Offenhalten des Tracheostomas von Laryngektomierten

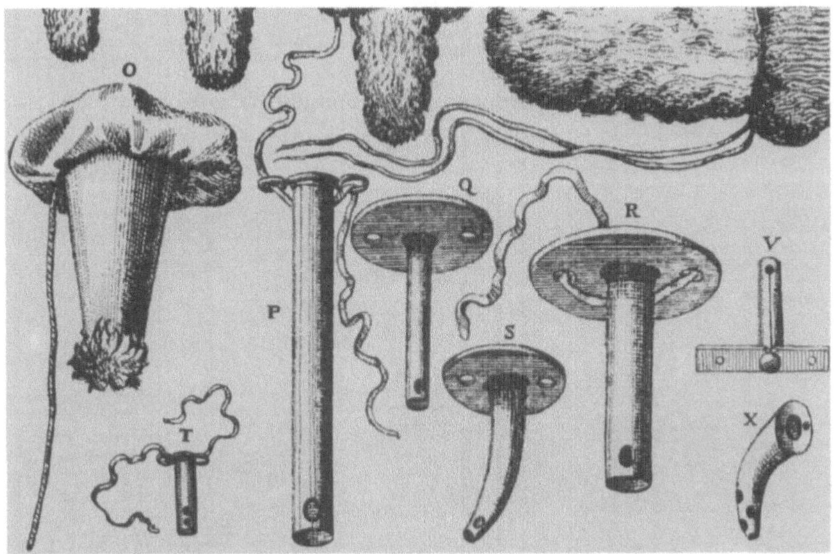

Abb. 7. Kanülen des 18. Jahrhunderts (Aus: Lorenz Heister, Chirurgie, Johann Steins sel. Wittib, Nürnberg 1743; Ausschnitt aus Tafel 21)

Abb. 4. Klassische Tracheotomie, Medianschnitt wie Abb. 1

Abb. 5. „Via falsa“ beim Einsetzen einer Kanüle in den Tracheotomiekanal bei klassischer Tracheotomie

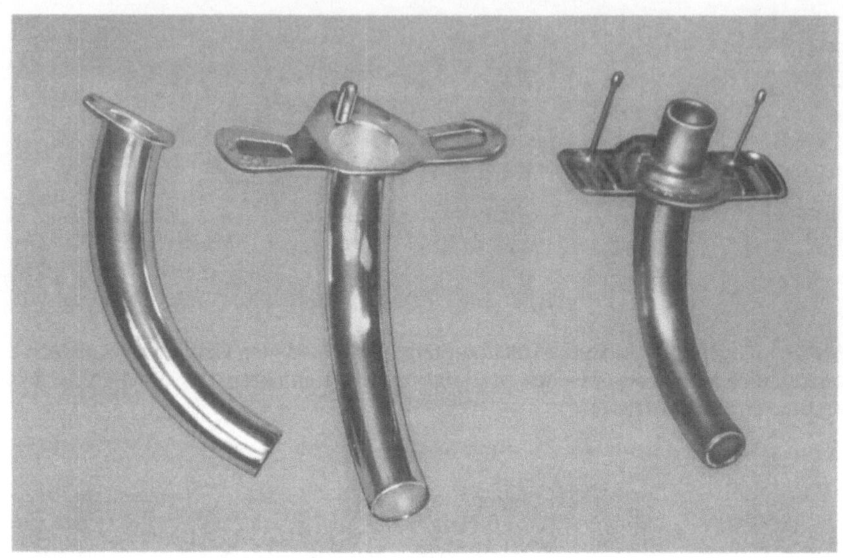

Abb. 8. Silberkanülen nach Portmann (links) und nach Engström (rechts)

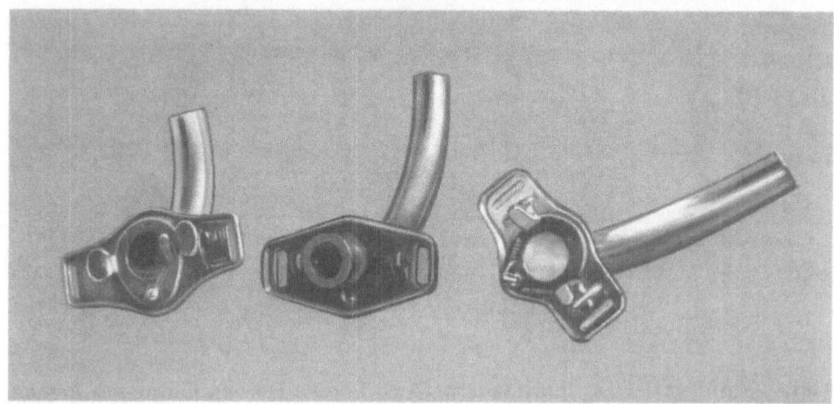

Abb. 9. Silberkanülen nach Luer verschiedener Kanülenhersteller. Unterschiedliche Verschlüsse der Innenkanüle (von links): Hebel, Drehverschluß, Zapfen

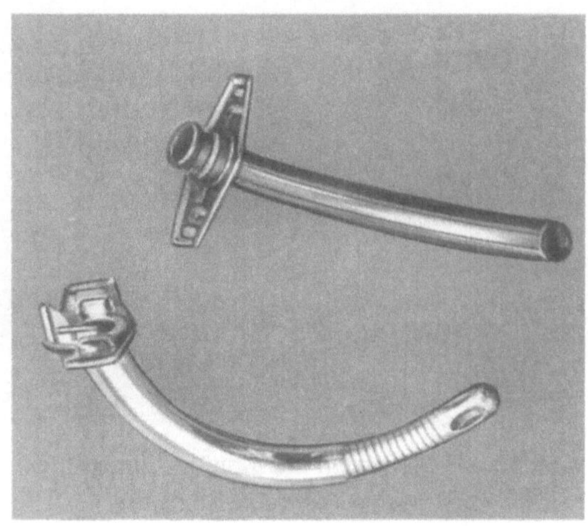

Abb. 10. Oben: Überlange Luer-Kanüle. Unten: Luer-Kanüle mit überlangem, beweglichem Innenstück, ähnlich der Krieshaber-Kanüle

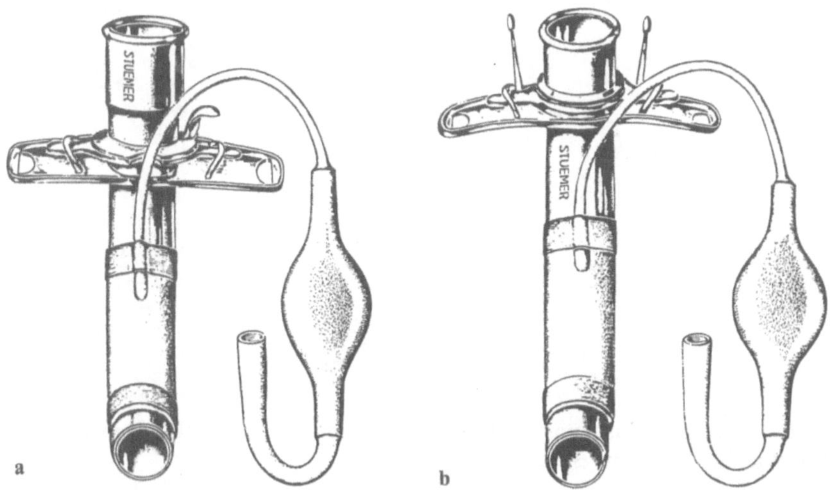

Abb. 11. Silberkanülen mit aufblasbarer Gummimanschette (Blockung), Vorläufer der Kunststoffkanülen mit Cuff. Spezial-Kanülen zur langdauernden künstlichen Beatmung von Atemgelähmten bei Poliomyelitis. **a** Silberkanüle nach Luer mit Beatmungsaufsatz; **b** Silberkanüle nach Engström

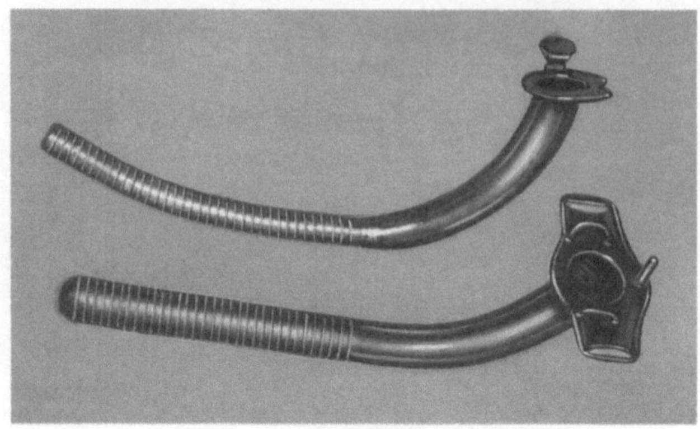

Abb. 12. Hummerschwanz-Kanüle, Innenstück herausgenommen. (Nach v. Bruns)

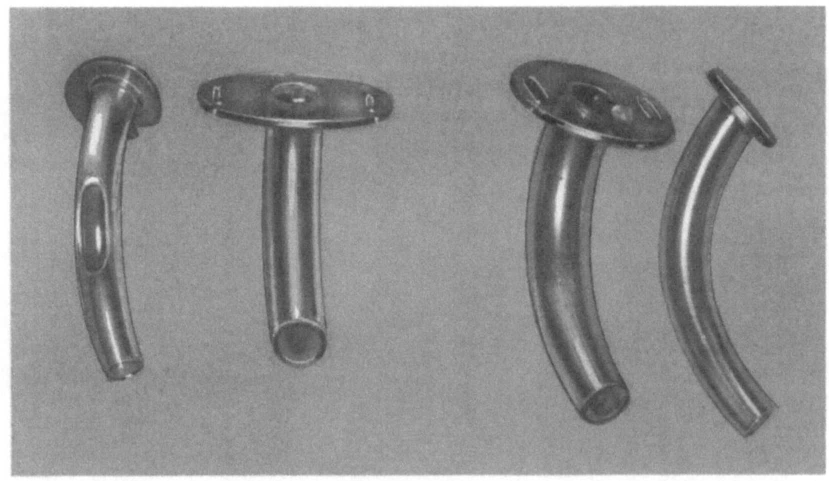

Abb. 13. Kanülen aus Kunststoff. Rechts: reguläre Kanüle; links: Sprechkanüle (Siebkanüle, hier ohne Sprechventil)

Abb. 15. Kunststoffkanülen nach Shiley mit und ohne Cuff. Links: Kanüle ohne Blockung mit eingeführtem Führungsstab (Obturator) und verschiedenen Innenstücken: mit Beatmungsansatz, reguläres Inlet, mit Sprechventil. Rechts: Kanüle mit Blockung und Beatmungsansatz, Obturator herausgenommen; Halsschild beweglich

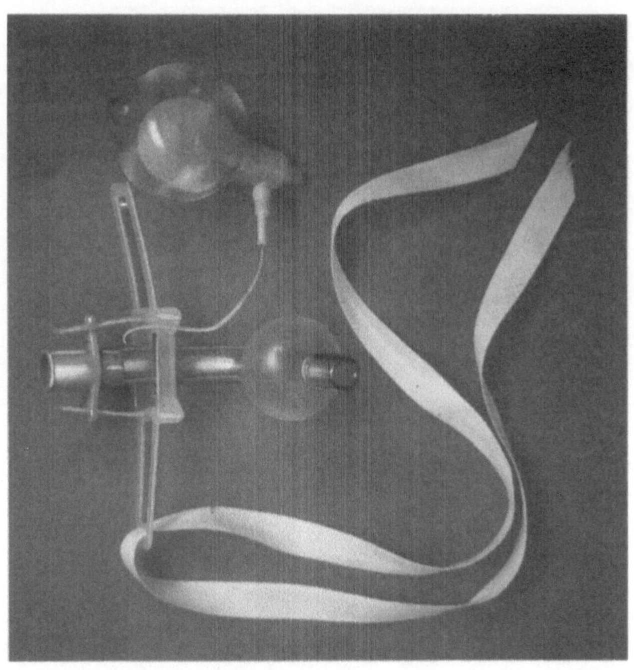

Abb. 14. Kunststoffkanüle nach Lanz mit Cuff (hier: geblockt) und Überdruckventil, Beatmungsansatz, verstellbarem Halsschild, Kanülenhalteband (Wäscheband)

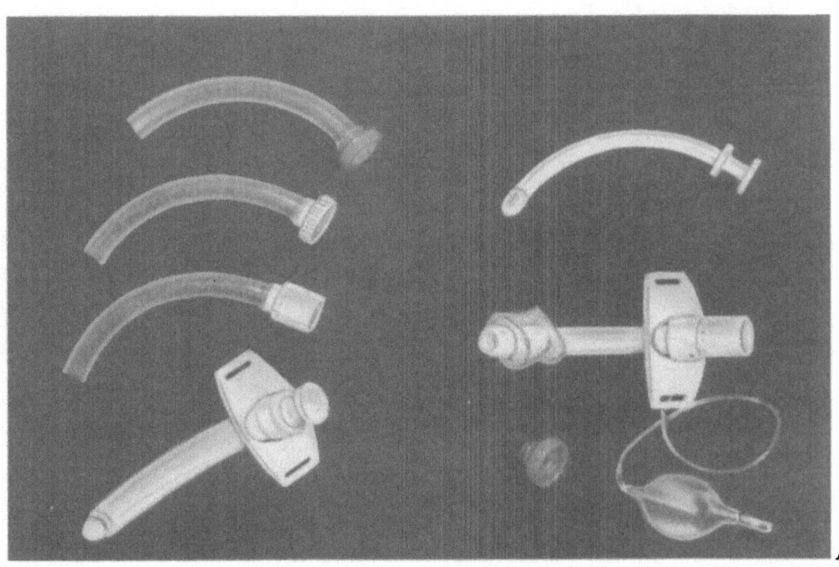

Abb. 15

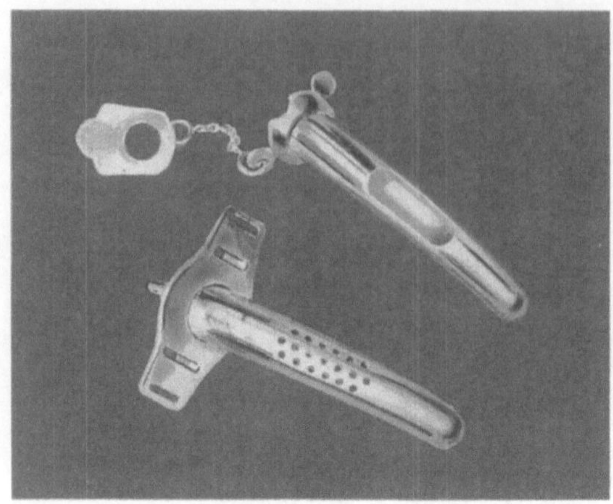

Abb. 16. Sprechkanüle aus Silber (Siebkanüle nach Stoerk), Innenstück mit einer großen Öffnung und Sprechventil (Kläppchen, mit einer Kette am Innenstück befestigt)

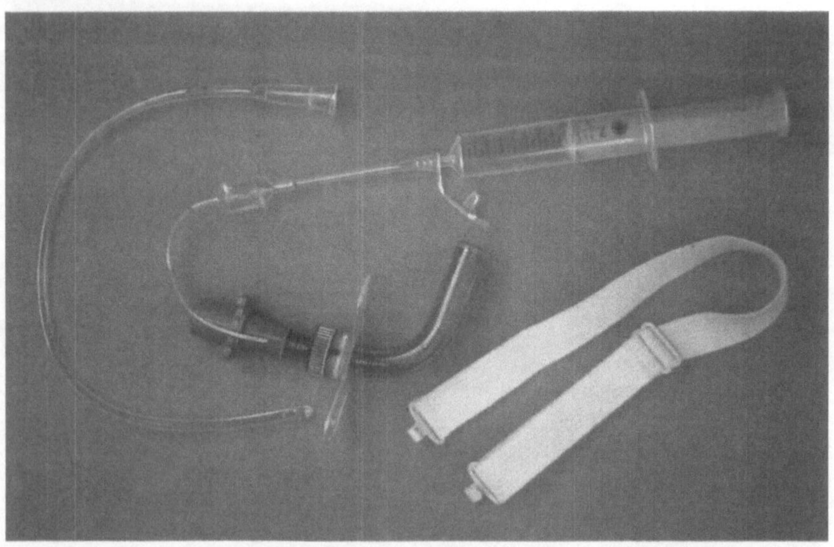

Abb. 17. Kanüle nach Rügheimer (Tracheotomie-Tubus, Fa. Rüsch) mit Blockung, verstellbarem Halsschild, Beatmungsansatz, Führungsstab und elastischem Halteband

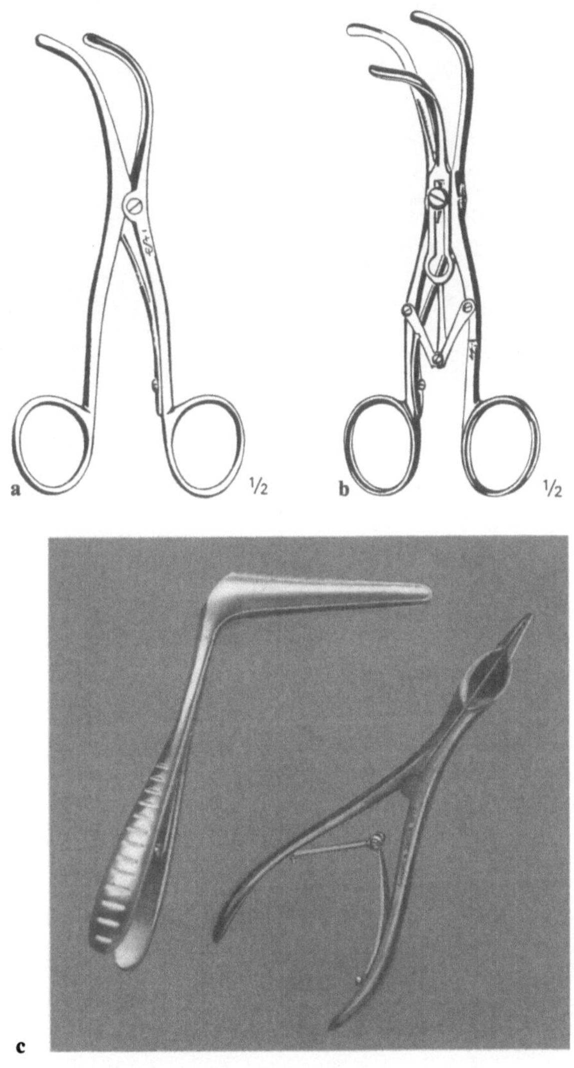

Abb. 18. Instrumente zum Spreizen und Offenhalten des Tracheostomas: **a** Trousseau, **b** Laborde, **c** zwei Spekula nach Killian